患者さん中心でいこう

ポリファーマシー対策

意思決定の共有と
価値観に基づく医療の実践

 編 宮田靖志
愛知医科大学医学部地域医療教育学寄附講座教授

矢吹　拓
独立行政法人国立病院機構栃木医療センター内科医長

序

　この2, 3年で実に多くのポリファーマシー対策本が出版されてきましたが, ここにさらに1冊, 本書が追加されることになりました. 後塵を拝した感のある(?)本書ですので, もちろん, これまでの書籍とは一味違ったものをお届けしたいと思います.

　これまでのポリファーマシー対策は, 薬のエビデンスに基づく不適切処方の回避や減薬のみに焦点が当てられることが多かったように思います. もちろん, このような医学的に正しい科学的なアプローチは, ポリファーマシー対策には欠かすことのできないものです. しかしながら, 実際の臨床現場では, このような医学的に正しいアプローチのみを前面に押し出しただけのポリファーマシー対策ではうまくいかないことを, 多くの臨床家は経験しています. 医学的に正しい方法が奏功して適切な処方に整理された, と診察室や薬局のカウンターで臨床家は思っていても, 実際には患者さんの自宅での毎日の服薬状況は以前と変わっていない, ということはしばしば経験されます. 知らぬは医療関係者のみ……特に医師は……ということでしょうか. 残念ながら, 多くのポリファーマシー対策が思ったような効果が得られないままになっていることが, 現実に起きています.

　本書は, 臨床の最前線で毎日, 真摯に患者さんと向き合い, 患者さんにとって最善の医療を提供しようと日々悩みながらポリファーマシー対策に取り組んでいる, 真の臨床家の医師, 薬剤師の先生方が執筆を担当しています. 自身のポリファーマシー対策の経験から, 真の効果をあげるためのエッセンスが散りばめられています. 患者さんに本当に役立つ薬のエビデンスは何なのか, 患者さんの価値観を十分にくみ取った上での薬の利益と不利益のバランスをどうするのか, 実際に薬を整理するときに考慮すべき患者さんを取り巻く状況をどう調整するのか, 多職種が連携してポリファーマシー外来を行うには具体的にどうすればよいのか. 本書に収められているポリファーマシー対策の秘訣は, ど

れもが明日からすぐに使えるものばかりです。

　本書の底流に流れる哲学は，"常に患者さんを中心にし，意味のある科学的根拠と患者さんの価値観を重視し，関係者間での意思決定の共有を行い"ポリファーマシーに取り組むということです。これらの哲学はすべての医療の基盤となるものと言ってよいでしょう。本書でポリファーマシー対策の具体を学ばれた暁には，読者のみなさんが実践されるすべての日常臨床が新たな展開を見せることになるのではないかと思います。そのことを期待して本書を送り出したいと思います。ポリファーマシー対策をきっかけにすべての臨床現場が大きく変わることを夢見つつ，多くの方が本書を手に取ってくださることを楽しみにしています。

2017年春　雲一つない晴天の"住みよい街・長久手市"の研究室にて

愛知医科大学医学部地域医療教育学寄附講座教授　**宮田靖志**

目次

1章 ポリファーマシー概論 — 1

2章 よくある処方／止めにくい薬 — 55

スタチンを含む脂質異常症治療薬 — 55
便秘薬 — 69
サプリメント — 77
頻尿治療薬 — 90
ベンゾジアゼピン系薬および新規睡眠薬 — 103
非定型抗精神病薬 — 113
鎮痛薬 — 123
コリンエステラーゼ阻害薬 — 132
プロトンポンプ阻害薬 — 141
降圧薬 — 151

3章 ポリファーマシー症例への実際のアプローチ — 161

その浮腫，どこから？ — 161
この咳を止めるのは，あなた。— 173
とりあえずクスリを飲めば大丈夫！？
　へき地診療所でのポリファーマシー対策 — 183
もう一度，自分の畑が見たい
　末期癌患者を住みなれた自宅へ帰すために薬剤調整した症例 — 194
離島におけるポリファーマシー
　木も見て森も見ることの重要性 — 206

ステロイドとST合剤 ──────────────── 215
ポリファーマシー介入するタイミングを逃さない ─── 225
患者が本当に望んでいることは何か ──────── 243
急性期病院におけるポリファーマシー ─────── 249

4章 薬剤師の視点から ──────────────── 258

在宅訪問して初めてわかること ───────── 258
調剤薬局のカウンターにて
　医師と患者の間で垣間見えること ─────── 269
患者や家族の想いや願いを汲み取った
　医師と薬剤師の処方連携 ───────────── 277
お薬手帳の使い方 ──────────────── 285

5章 ポリファーマシー外来の実践 ─────────── 293

多職種チームで取り組むポリファーマシー外来 ── 293

索引 ──────────────────────── 303

執筆者一覧

編著者

宮田靖志	愛知医科大学医学部地域医療教育学寄附講座教授
矢吹　拓	独立行政法人国立病院機構栃木医療センター内科医長

執筆者（執筆順）

山本雅洋	株式会社ヤナセ薬局
青島周一	医療法人社団徳仁会中野病院薬局
桑原秀徳	医療法人せのがわ瀬野川病院薬剤科
菅原健一	独立行政法人国立病院機構栃木医療センター薬剤部
辰己晋平	独立行政法人国立病院機構栃木医療センター薬剤部製剤主任
高田史門	市立奈良病院総合診療科
北　和也	やわらぎクリニック副院長
川畑仁貴	橋本市民病院総合内科
天野雅之	南奈良総合医療センター総合内科
井上博人	横須賀市立うわまち病院救急総合診療科
朴澤憲和	加計呂麻徳洲会診療所所長
齋藤恵美子	兵庫県立尼崎総合医療センター呼吸器内科
片岡裕貴	兵庫県立尼崎総合医療センター呼吸器内科医長
小林正樹	独立行政法人国立病院機構栃木医療センター内科
千嶋　巌	独立行政法人国立病院機構栃木医療センター内科
西村康裕	市立福知山市民病院総合内科
生方綾史	市立福知山市民病院総合内科
川島篤志	市立福知山市民病院総合内科医長
八田重雄	医療法人社団家族の森多摩ファミリークリニック副院長・薬剤師
川末真理	株式会社MiKひまわり薬局弘大病院前
佐藤一生	北海道ファーマライズ株式会社ひまわり薬局西いぶりエリアグループ長
古田精一	北海道薬科大学社会薬学系地域医療薬学分野教授

1章 ポリファーマシー概論

ポリファーマシー概論

宮田靖志

1. 今,医療界では……

　ポリファーマシーという言葉は150年以上前に登場していますが[1],日本の医療界では数年前までこの言葉はほとんど知られていませんでした。ところが,2016年は医療界の流行語大賞の候補にしてもよさそうなほど,医療関係者の間で話題になりました。ポリファーマシーを特集した学会誌,医療雑誌,単行本は,この1,2年だけでも10冊以上が出版されています。さらに,様々な団体によって開催されるセミナーやワークショップのテーマとしてポリファーマシーが全国各地で取り上げられています。

　以前から,特に精神科患者を中心にした多剤併用の問題が指摘されていましたが,これほどまでに多剤併用が話題になってきている理由のひとつには,2016年度の診療報酬改定の影響があるのでしょうか? 調剤報酬改定および薬剤関連の診療報酬改定の中で,医薬品の適正使用の推進のため,多剤投与の患者の減薬を伴う指導の評価に保険点数がついたことは,皆さんよくご存じのことと思います。薬剤総合評価調整加算と薬剤総合評価調整管理料がそれです(表1)[2]。ただ,これが導入されて9カ月の2016年12月時点で,実際にこれを算定している医療機関はまだあまり多くはないようです。忙しい外来の中でシステマテ

表1 平成28年度調剤報酬改定および薬剤関連の診療報酬改定の概要

薬剤総合評価調整加算　250点（退院時に1回）
① 入院前に6種類以上の内服薬が処方されていた患者が退院するときに，内服薬を2種類以上減少した場合．
② 精神病棟に入院中の患者で，入院直前または退院1年前に抗精神病薬を4種類以上内服していた場合，退院までに2種類以上の抗精神病薬が減少した場合，または，クロルプロマジン換算2,000mg以上内服していた場合に1,000mg以上減少した場合

薬剤総合評価調整管理料　250点（月1回に限り）
連携管理加算　50点
① 薬剤総合評価調整管理料　入院患者以外で6種類以上の内服薬が処方されている場合，2種類以上を減少した場合
② 連携管理加算　処方内容の調整にあたって，他の医療機関や保険薬局との調整を行った場合

（文献2より引用）

ィックに薬を見直す余裕がない，そのための診療体制を整えることができない，といったことがその理由でしょうか．

2. そして，今，世間では……

　一般市民の間ではポリファーマシーという言葉は使われていませんが，処方薬に関する関心は世間でも急速に高まってきています．これも診療報酬改定がきっかけなのでしょうか．2016年4月から毎週のように，一般向けの週刊誌に内服薬の副作用，危険性の話がセンセーショナルに連載されました．これによって患者が内服薬を自己中断した事例も起きているようで，大きな問題です．また，これらの週刊誌の記事を持って外来に訪れ，自分に処方されている内服薬について相談をする患者も増えてきているようです．

　患者の不安を煽るようなセンセーショナルな誤った情報を週刊誌が提供するのは問題ですが，ただ，これらの記事の内容，

あながち誤った情報ばかりではないようです。"がんもどき"論争のようなことになってはいけませんが、これらの記事によって患者の薬への意識が高まり、医師に処方薬に関する説明能力が求められるようになることは、より良い医療のためにはむしろ良いことと言えるのではないでしょうか。

先日、研修医の外来に訪れた老年女性の患者は、かかりつけ医で処方されているプロトンポンプ阻害薬（proton pump inhibitor：PPI）について、診療の終わりに次のように相談していました。このやりとり、いかが思われるでしょうか？

患　者「この薬（PPI）を飲むと認知症になると言われたんですが、本当でしょうか？」

研修医「この薬は胃薬ですから、そんな心配はいりませんよ」

患　者「そうでしょうか？　周りでも確かにそう言っているのを聞いたんですが……」

研修医「多少肺炎になりやすいということはあるかもしれませんが、認知症の心配はないんですよ。安心して下さい」

患　者「そうですか……（怪訝な顔で診察室を後にする）」

このやりとりの数カ月前にJAMA Neurology誌電子版に、PPIと認知症の関連に関する論文が発表されていました（図1）[3]。患者はこれを読んで来院したのでしょうか？　いやいや、おそらく、この論文の内容を紹介したインターネットのサイトから情報を得たか、あるいは、その他の情報源から知識を得た友人から話を聞いたのでしょう（図2）[4]。

インターネットの普及によって、医療関係者よりも患者のほうが多くの医療情報を持っている場合が増えてきました。医療関係者の知らないことを患者が知っていることもあります。ポ

> Research
>
> Original Investigation
> ## Association of Proton Pump Inhibitors With Risk of Dementia
> ### A Pharmacoepidemiological Claims Data Analysis
>
> Willy Gomm, PhD; Klaus von Holt, MD, PhD; Friederike Thomé, MSc; Karl Broich, MD; Wolfgang Maier, MD; Anne Fink, MSc; Gabriele Doblhammer, PhD; Britta Haenisch, PhD

図1 PPIと認知症の関連に関する研究論文 （文献3より引用）

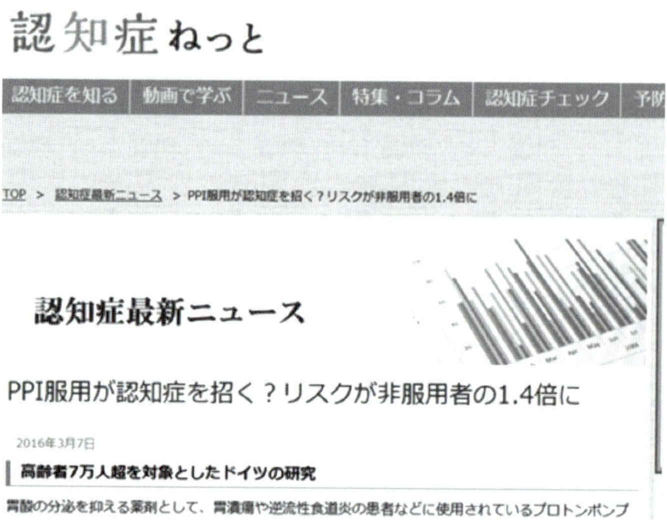

図2 PPIと認知症の関連に関する研究論文を紹介しているウェブサイト

（文献4より引用）

リファーマシーの問題に限らず、医療関係者と患者とのコミュニケーションのあり方は、大きく変わらざるをえない時代になっています。診察室において薬をはじめとする治療内容について患者と話し合うことは、本項**チャプター15, 16**（p44, 51）で説明する価値観の共有なども含め、高度な診療技能を要することであると考えてよさそうです。

3. ポリファーマシーって何？
〜その定義は？〜

　ポリファーマシーとは，ひと言で言えばたくさんの薬を服用していることですが，何剤以上を服用しているときにポリファーマシーと定義するのでしょうか？

　実は，ポリファーマシーの普遍的な定義はないのです。以前は4剤，または5剤服用しているときにポリファーマシーと呼ぶこともありました。また，疫学研究の場合にはこれらの数で線を引かざるをえないかもしれません。しかし，これらの数は実際の臨床においてはあまり役に立ちません。なぜなら……。

　心筋梗塞後の患者を例にとって考えてみましょう。再発予防のために，抗血小板薬，高コレステロール血症治療薬，ACE阻害薬，βブロッカーが処方されたとします。既にこれで4剤となってしまいます。この患者の状態をポリファーマシーと定義し，危険な状態であると考えて何か対策を講じる必要があるでしょうか。この患者は心筋梗塞を発症していますから，高血圧や糖尿病がその発症要因として存在している場合も多いはずです。そうなると，ACE阻害薬だけでは血圧のコントロールができなければカルシウム拮抗薬が追加され，糖尿病の治療には複数の血糖降下薬が処方される可能性があります。結局この患者は7剤以上の内服薬が処方されることになってしまいますが，これは仕方のないことと考えられます。心筋梗塞の患者に限らず，高齢になると複数の疾患を持つ患者が増えますので，適切に処方しても，それらの治療のためにおのずと処方薬が増えることになります。英国の研究によると，2011年には2001年に比べ，1人平均53.8％処方薬が増えており，また10剤以上服用している入院患者は1995年の1.9％から2010年には5.8％に増えていま

す。(図3)[5]。"ポリファーマシーは必要悪である"とも言われ[1]，どうしても処方薬は多くならざるをえないのが現在の医療現場の状況です。

ということで，処方薬の数自体は薬が引き起こす可能性の評価には役立たないので，"臨床的に必要とされる以上に処方されている場合"をポリファーマシーと定義するのがよいでしょう[6]。なんだかあいまいな表現ですが，先日筆者の外来に咳がとれないと言って受診された中年女性のケースを使って具体的に考えてみましょう。この患者は表2のような処方がされていました。

よく聴いてみると咳に加え鼻水がたくさん出ていたので，上気道炎，すなわち後鼻漏による咳嗽と考えてよいでしょう。そうなると，症状をとるためには鼻水を止めることが最も有効な

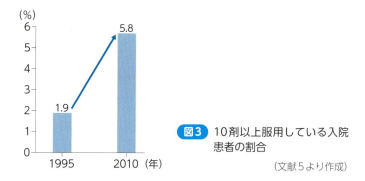

図3 10剤以上服用している入院患者の割合

(文献5より作成)

表2 基礎疾患のない生来健康な中年女性が4日前からの咳，鼻水で受診した際の処方

セフジニル	100mg	1回1カプセル	1日3回	毎食後	7日分
L-カルボシステイン	250mg	1回1錠	1日3回	毎食後	7日分
ドンペリドン	5mg	1回1錠	1日3回	毎食後	7日分
エピナスタチン塩酸塩	10mg	1回1錠	1日1回	朝食後	7日分
麦門冬湯	2.5g	1回1包	1日3回	毎食前	7日分
ツロブテロール	2mg	1回1枚	1日1回	寝る前	

手段です．抗菌薬や去痰薬，気管支拡張薬の使用は適切ではないでしょう．抗ヒスタミン薬だけで治療することもできそうですが，鎮咳薬を処方するのは悪くはなさそうです．とすれば，この患者，2剤だけで治療できるのではないでしょうか？ 実際，抗ヒスタミン薬を第1世代（後鼻漏による咳嗽は第1世代の抗ヒスタミン薬で治療するのが適切だと言われています[7]．ただし，高齢者，運転をする人への投与には注意が必要です）に変更したところ，2，3日ですべての症状がなくなりました．このケースは，まさに"<u>臨床的に必要とされる以上に処方されている場合</u>"でしたので，ポリファーマシーに当たると言えます．

4. "臨床に役立つ"定義は？
〜薬の使用によって危険性のある患者とは〜

"<u>臨床的に必要とされる以上に処方されている場合</u>"をポリファーマシーと定義しました．個々のケースで処方内容を丁寧にみていくと必要以上の処方かどうかを判断することができそうですが，その判断がしやすくなる指針のようなものはないでしょうか？

薬の使用によって危険性のある患者として**表3**のようなものが挙げられていますので，ポリファーマシーを判断するための1つ

表3 薬の使用によって危険性のある患者

- 定期的に10剤以上使用している患者
- 定期的に4〜9剤使用し，
  - 不適切処方の可能性のある薬を少なくとも1剤以上使用している
  - よく知られている薬物間相互作用の危険性がある，臨床的禁忌がある
  - アドヒアランスの問題を含む服薬に関する困難さがある
  - カルテに診断の記載がない，または1つのメジャーな診断しかない
  - 終末期ケア，緩和ケアを受けている

の目安として使用することができるでしょう[8]。

定期的に10剤以上服用している患者は最近増えてきているように思いますが，これらの患者は明らかに危険性が高いと考えるべきです。というのも，10剤以上の薬を使用しているとそれぞれの薬の相互作用によって何が起きても不思議はないからです。

仮に，患者が5つの薬を服用しているとしましょう。その場合，薬の相互作用は図4のごとく10通りになります。それでは，10剤または15剤になると，一体どのくらいの相互作用が生じることになるでしょう。なんと，それぞれ，45通り，105通りにもなります[9]。これらの相互作用すべてを考慮して処方することはほぼ不可能ですし，そもそもすべての薬の相互作用が医学的に明確にされているわけではありませんので，10剤以上の服用は大変危険と考えてよいわけです。これを支持する事実として，高齢患者の処方薬の46％に少なくとも1つの有意な薬剤間相互作用の可能性がみられ，そのうち10％は重症度が高かったという研究があります[10]。ひとまず10剤以上の服用は高リスク群と考えるべきでしょう。

それでは9剤以下の場合には，どのような患者を高リスク群と考えるべきでしょうか？

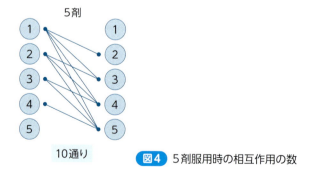

図4　5剤服用時の相互作用の数

1つでも不適切処方〔不適切な処方・ポリファーマシーの概念はチャプター5（p10）で解説〕がある場合は問題とすべきです。明らかに相互作用や臨床的禁忌がある場合も問題です。また，特に医師はなかなか気づかないことが多いのですが，患者が処方された薬をきちんと服用することができていない場合も問題です。この場合，治療がうまくいかなかったり，または，患者が間違って服用したりすることで副作用の危険性が高まったりすることがあります。

　カルテに診断の記載がない場合というのは，処方医が処方の根拠を示していないということになります。これは，穿った見方をすれば，なんとなく薬を処方している，と考えられても仕方のないことです。恐ろしいことではありますが，カルテのレビューをしてみると，実は臨床現場ではこういったことはめずらしくはないことが判明します。複数の病態がないのに多剤使用が行われているケースも判明することがあります。

　終末期ケア，緩和ケアを受けている場合の多剤併用についても重要です。症状緩和のために薬が使用されている場合は問題が少ないのですが，疾患の長期予後の改善や疾患の再発予防のために処方されていれば問題とすべきでしょう。高度の認知症のために寝たきりとなっている患者に抗認知症薬が処方されていたり，余命数カ月と想定される患者にコレステロール低下薬や尿酸低下薬が処方されていたりすることはないでしょうか。患者のQOLに結びつく薬だけが処方されるべきでしょう。必要のない薬の処方によって，間違ってもこれらの患者のQOLを低下させることがあってはなりません。

5. 適切なポリファーマシーと不適切なポリファーマシー
～役に立つ用語の整理～

ここまで、薬の使用によって危険性のある患者について解説しました。薬の数自体よりもその内容を重視しました。薬が多くても適切な場合があり、少なくても不適切な場合があります。

ポリファーマシーに関連して表4のような用語が提唱されています。これらの概念を理解しておくとポリファーマシー対策の話し合いの際、参加者の間で共通言語で議論できるので有用です[6]。

表4 ポリファーマシー関連用語

適切なポリファーマシー	(appropriate polypharmacy)
問題のあるポリファーマシー	(problematic polypharmacy)
オリゴファーマシー	(oligopharmacy)
ハイパーポリファーマシー	(hyperpolypharmacy)
減処方	(deprescribing)

<u>適切なポリファーマシー</u>とは、複雑な病態、多疾患併存に対して、薬剤使用が適切化され、処方が最良のエビデンスに沿っている場合のことです。多くの疾患を抱えた患者が増えてきていますので、おのずと処方薬が増えることについては先に述べた通りです。その場合もすべての処方薬がきちんと考えられて処方されていれば適切というわけです。

以下が適切であることの条件です[11]。

- すべての処方薬が患者との合意が得られており、明確な治療目的を達するために処方されている。
- 治療目的が達成されている。将来達成される合理的な機会がある。

- 薬物有害事象のリスクを減少させるよう注意が払われている。
- 内服について患者が動機づけされており，意図した通りにすべての処方薬を服用できる。

<u>不適切な（問題のある）ポリファーマシー</u>とは，複数の薬剤が不適切に処方されていたり，薬物治療の意図する利益が得られていなかったりする場合のことです。

以下のような場合がそれに当たります。

- 治療がエビデンスに基づいていない。
- 治療による害が利益を上回る。
- 相互作用のために薬の併用が危険である。
- 内服の負担・薬剤費の負担が患者にとって許容範囲を超える。
- これらの負担により臨床的に有用な薬物治療のアドヒアランスを得ることが難しい。
- 他の薬の副作用を治療するために薬が処方される〔これを<u>処方カスケード</u>と言います。チャプター6（p12）で解説します〕。

<u>オリゴファーマシー</u>とは，熟慮してポリファーマシーを回避することであり，薬の数で言うなら5剤以下にしておくことです。これは，特に複数の疾患を抱えた高齢者では難しいことかもしれません。ただ，この概念を常に思い返すようにすれば，必要最小限の処方にとどめることにつながるでしょう。

<u>ハイパーポリファーマシー</u>とは，10剤以上の処方薬がある場合を言い，ポリファーマシーとは区別して使用するようになってきています。10剤以上の処方がある場合は先に解説したように，予期せぬ相互作用が生じる可能性が高く，患者に危険が及ぶ可能性が高まります。しかしながら，現在，ハイパーポリフ

表5 減処方のプロトコール

① 現在服用中のすべての薬を明らかにして、その処方理由を確認する
② 薬の害の全体的なリスクを考え、薬中止の介入をどの程度強力に進めるかを決める
③ 個々の薬の利益と害のバランスを考慮し、それぞれの薬について中止できるかどうか評価する
④ やめる薬の優先順位を決める
⑤ 薬中止のプロセスを進め、中止後のモニターをする

ァーマシーの患者が増えてきているのが実際のところです。

減処方とは、不適切処方を安全かつ効果的に中断または減量するために求められるプロセスのことで、非常に複雑で丁寧な対応が求められます。薬の中断、減量を支持するエビデンスはほとんどなく、このプロセスは経験的なものであるということを十分に認識しておかなければなりません。つまり、医学的に十分な根拠があって減処方できるということはほとんどないということです。また、患者の身体的機能や併存疾患、好み、ライフスタイルに基づいて行わなければならない、ということも十分理解しておく必要があります。というわけで、不適切処方だからといって、あっさりと中断、減量ができるかというと、そうではないということを肝に銘じておかなければなりません。減処方のプロセスについては**チャプター14**（p41）でも説明しますが、ここでは簡単に**表5**のごとく紹介しておきます[12]。

6. 処方カスケードとは何か？
〜気づかないうちに陥りやすい不適切処方〜

前述の、問題のあるポリファーマシーにおいて、他の薬の副作用を治療するために薬が処方される処方カスケードという言葉を紹介しました。実は、これはしばしば遭遇する問題です。

うっかりしていると，読者の皆さんもこの落とし穴に陥ることがあるのではないかと思いますので，注意が必要です。

カスケード（cascade）とは階段状に連続する小さな滝のことです。薬の副作用を他の薬によって治療することを処方カスケードと言います（図5）。たとえば，機能性ディスペプシアの患者が来院したとしましょう。胃運動改善の目的でメトクロプラミド（プリンペラン®）が処方されたとします。症状が治まったにもかかわらず，胃薬だから安全だと思って長期処方していると，錐体外路症状が出現してくることがあります。これはメトクロプラミドの副作用なのですが，これをパーキンソン病が発症したのではないかと誤って解釈して，L-ドーパを処方してしまうことがあるかもしれません。さらには，処方カスケードとは別の問題ですが，パーキンソン病の診断のために，MRIや最新のDATスキャン（ドーパミントランスポーター・イメージング）が行われることもあるかもしれません。機能性ディスペプシアの症状が改善した時点で状態を再検討してメトクロプラミドを適切に中止しておけば，この患者はパーキンソン病の診断と治療が行われるという大変な事態は生じなかったのです（図6）。

処方カスケードとしてしばしば遭遇するのが，下腿浮腫の患者ではないかと思います（図7）。この患者は，心不全，腎不全ではなさそうで，低蛋白血症でもありません。なんだかよくわからないので"足が腫れているなら，とりあえず利尿薬を処方しましょう"ということは，残念ながらよく行われていることのように思われます。これはチャプター4（p7）の表3「薬の使用によって危険性のある患者」で述べた，カルテに診断の記載がない，ということに当たり，患者に危険性が及ぶ可能性があると言えるでしょう。知らないうちに低カリウム血症が進行して下肢の筋力低下によって他の病院を受診する，なんてことがあるかもし

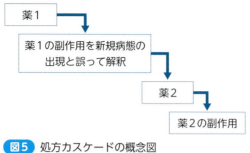

図5 処方カスケードの概念図

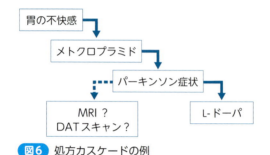

図6 処方カスケードの例

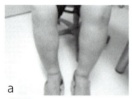
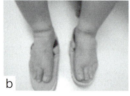
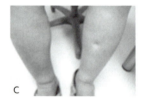

図7 処方カスケードを受けていた下腿浮腫の患者
cの左前脛骨部は筆者の診察によって圧痕がついたもの

れません。読者の皆さんは既によくおわかりと思いますが、このような患者ではNSAIDsやカルシウム拮抗薬を服用していないか、きちんと薬歴を聴取しなければなりません。これらの薬剤の有害事象として下腿浮腫が発生することはよくみられます。特に高齢者では変形性関節症の症状緩和のためにNSAIDsを服用していることがありますので、注意が必要です。

7. ポリファーマシーの何が問題なのだろう？
～その1～ 残薬と薬物関連有害事象

■残薬 ～あなたが考えているように患者が内服していると考えてはいけない～

ポリファーマシーによって生じる問題として、まず、残薬の問題を挙げたいと思います。残薬の問題は最近大きな社会問題として取り上げられており[13)14)]、残薬によって年間500億円ものお金が無駄になっていると言われています（図8）[13)]。

残薬はどうして起こるのでしょうか。その一番の理由は、処方された薬を患者がきちんと指示通りに服薬していないということです。以下のような研究結果がそれを物語っています。

- 患者の50％が指示通りには処方薬を服用できていなかった[5)]。
- 5剤以上服用している65歳以上の外来患者の64％が1剤以上を服用していないことがある[9)]。
- 37％の患者が医師の知らない薬を飲んでおり、6％の患者が医師の処方した薬を飲んでいなかった[10)]。

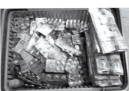
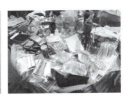
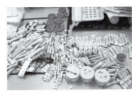
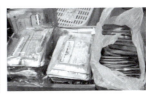

図8　薬の飲み残し　　　　　　　　　　　（文献13より引用）

医療関係者，特に医師は，処方された薬は患者がすべて服用していることを前提として診療していると思います。処方した薬がきちんと内服されているかどうか，考えてみたこともないかもしれません。しかし，前述のような研究結果を突きつけられると，処方薬がすべて服用されているという前提は保留すべきと考えてよさそうです。そうなると，患者の服用状況を確認しないで薬による治療反応がよくないと判断することはできなくなります。服薬の確認をしないで薬を増量したり，追加したりすることがないようにしなければなりません[15]。

　患者はなぜ処方されたように服用しないのでしょうか？　それには以下の2つの理由があると言われています[5]。

- 内服するのが困難，つまり，飲み忘れてしまうなどの服用上の問題。
- 内服したくないという気持ちの問題。

　前者の場合は服用の複雑さを極力減らすような，たとえば一包化や少ない服用回数などの調整が必要でしょう。一方で，後者の問題はややもすると医療者は考えが及ばないかもしれない，あるいは，気がつきにくいかもしれない問題です。この問題に対しては以下のような取り組みが役立つでしょう。

- 患者の認識についてチェックする。
    - ▷薬が処方されたときに，必要な情報が与えられているか
    - ▷情報を理解して，それについて医師と話し合っているか
- 薬の処方がすべての患者に共通のニーズだと思わないこと。
- 信頼性の高い情報源を患者に提供し，患者のセルフケアをサポートする。

処方は医師の医学的判断だけで行われることが多いように思います。医師を含めたすべての医療者は，治療に関する意思決定を患者と一緒に行うことの重要性を認識すべきです〔**チャプター15, 16**（p44, 51）で詳しく説明します〕。そのためには下記のようなことに注意を払うとよいでしょう。

- 治療達成のために患者は何を希望しているのかを理解する。
- 患者の話を傾聴し，非言語的メッセージにも注意し，治療に関する患者の好みを明らかにする。
- 医学的状況をわかりやすく説明し，治療の利益と危険性を考慮して，患者が意思決定できるように支援する。

　そして，最も重要なのは以下のことを医療者自身が受け入れることですが，これができる医療者はあまり多くないかもしれません。

- リスク，利益，副作用について，患者は医療者とは異なる考えを持っているかもしれない。
- 判断力があり，情報を与えられた上での決断をする限りにおいては，患者は薬を飲まないという決断をする権利がある。

　残薬が発生する理由として，その他に以下のことも挙げられます[8]。

- 処方された薬をすべて使用する前に患者が回復する。
- 患者は回復したにもかかわらず，薬が反復オーダーされる。
- 効果不十分，副作用により治療が中止または変更される。
- 患者の状態が悪化し，新たな治療が必要になる。

- 患者が亡くなる。
- 入院中に処方された薬が退院後も不必要に継続される。
- まさかのために薬が備蓄される。

8. ポリファーマシーの何が問題なのだろう？
～その2～ 薬物関連有害事象

■薬物関連有害事象 (drug-related harm)

ポリファーマシーによって生じる最も重大な問題は、薬によって引き起こされる有害事象です。"ポリファーマシー自体を疾患と考えるべきである。薬が処方される病気よりもより深刻な合併症をもたらす可能性がある"とも言われています[6]。薬物関連有害事象には表6のようなものがありますが、これらのうち薬物有害反応 (adverse drug reaction)、薬物有害事象 (adverse drug event)、処方エラー (medication error) が重要なものです[16]。これら3者の関係は図9のようになっています[16]。

①薬物有害事象の発生頻度は？

処方エラーは日常臨床ではよく経験するものだと思います。薬剤師からの疑義照会で処方エラーを指摘された経験のない医師はほとんどいないでしょう。処方エラーは薬物有害事象よりも圧倒的に頻繁に起きていますが、疑義照会をはじめとした様々なバリアのお蔭で、処方エラーが有害事象につながるのは1％以下と言われています[17]。

しかしながら、薬物有害事象の発生自体が少ないのかというと、まったくそんなことはありません。残念ながら日本での正確なデータはありませんが、米国での研究結果では下記のように膨大な数の薬物有害事象が発生していることが明らかになっ

表6 薬物関連有害事象の定義

用語	定義	例
害が発生した		
有害事象	投薬を受けていた患者に生じた有害事象であるが,必ずしも薬によって引き起こされたものではない	lovastatinを服用中に起きた外傷による死亡
薬物有害反応	適切な用量の処方薬によって直接的に生じた有害事象 ＊予期せぬ薬物有害反応：有害事象の性状や重症度が製品情報にはないもの	メトプロロール酒石酸塩によるうっ血性心不全
薬物有害事象	薬の使用によって生じた有害事象 ＊薬の不適切使用によって生じた有害事象	抗血栓薬の過量による血腫
害が発生したかもしれない		
処方エラー	有害事象につながるかどうかに関係なく,不適切な薬剤使用	病棟を移るときにプレドニゾロンの指示をし忘れた
副作用	薬の主要な効果ではない作用であり,通常は予想可能,または用量依存的であるもの：副作用は,望ましいもの,望ましくないもの,重要でないもの,いずれの場合もありうる	(有害事象を考える際にはこの用語は使用すべきでない)
害は発生しなかった		
潜在的薬物有害事象	薬の使用によって患者に有害事象が生じる可能性のある状況ではあるが,実際には生じていない	他人の降圧薬を受け取ったが,低血圧は生じなかった

(文献16より改変)

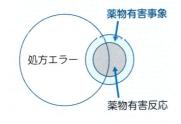

図9 鍵になる用語の関係

ています[15)18)]。日本でも同様の傾向があると考えてもよいのではないかと思います。

- 65歳以上の人17万5,000人が薬物有害事象でERを受診している(2004年)。
- 薬物有害事象による入院は年間10万人にのぼる。
- 高齢者の入院の1/6は薬物有害事象である。
- 75歳以上の患者の入院では1/3が薬物有害事象である。
- 入院中の高齢者の1/6が薬物有害事象を経験している。
- 外来患者の1/5が潜在的な不適切処方を受けている。

② どんなときに薬物有害事象を疑うのか

　薬物有害事象の症状は，特に高齢者ではあまりはっきりせず，基礎疾患の進行と似ている場合があります。高齢者では，転倒，尿失禁・尿閉，錯乱の増悪，過剰鎮静，便秘，経口摂取低下，虚弱進行としてその症状が現れる可能性がありますので，これらをはじめとして，その他の何らかの体調変化があった場合は，まず最初に薬の影響ではないかと考えてみるのがよいでしょう[19)]。特に，以下のような場合にはぜひ薬物有害事象を疑ってみて下さい[15)]。

- ADL，IADL，精神機能の変化があったとき。
- 転倒したとき。
- 入院となったとき。

　薬物有害事象の中でよくある重篤な症状として，次にあげるものが報告されています[19)]。これらは確かに高齢者でよく遭遇する症状ですので，その原因が薬ではないかと疑ってみるべきです。これらは非常に重要な要注意症状と言えるでしょう。

- 転倒・起立性低血圧（24%）
- 心不全（17%）
- せん妄（15%）

③ 薬物有害事象発症につながる要因は

　薬の数が増えると薬物有害事象の発生率は高まります。処方薬が2剤で13%，5剤で58%，7剤以上で82%の患者で発生すると言われています。また，薬剤が1つ追加されると1年に1つ以上の薬物有害事象が発生し，このリスクは6剤以上の患者では4倍になるとも言われています[15]。処方薬の数が8剤以上を高リスク，5～7剤を中等度リスクと考えてよいでしょう[20]。

　また，処方医が1人増えると薬物有害事象が30%増加すると言われています[15]。処方医が増えても処方薬のすべてが包括的に管理されていれば問題発生は少ないかもしれませんが，実際はほとんどの患者で包括的な処方薬管理が行われていないのが現状です。

　以下のような場合も薬物有害事象発生の高リスク群と考えて下さい[20]。

- 併存疾患が4つ以上
- 肝疾患，心不全，腎疾患あり
- 高リスク薬の服用：抗凝固薬，インスリンまたは血糖降下薬，精神作動薬，鎮静薬，心血管系薬（特に，ジゴキシン，亜硝酸薬，血管拡張薬），NSAIDs服用
- 認知機能障害
- 独居
- ノンアドヒアランスの既往
- 心理的障害や薬物乱用

以上をふまえ，再度次の言葉を心にとどめて頂きたいと思います。

"ポリファーマシー自体を疾患と考えるべきである。薬が処方される病気よりもより深刻な合併症をもたらす可能性がある"[6]

9. なぜ薬が増えるのだろう？
〜処方は，処方医，患者，環境の機能である〜[21]

医師が処方するから薬が増えるのは疑いようのない事実ですが，処方が増えるのには様々な要因が絡み合っています。処方は，処方医，患者，医療を取り巻く様々な環境という3つの要因によって決定されており，ポリファーマシーの対策のためには医師だけに焦点を当てていては効果的な解決につながりません。これらの3つの要因を視野に入れた対策を講じる必要があります。これら3つの要因は下記のようにまとめられるでしょう。

1) 処方医の要因

- すべての症状に薬を処方してしまう。
- 疾患治療を薬剤だけに頼る傾向がある。
- 新薬は効果があると思い込んでいる。
- 過度な薬剤情報を無批判に受容してしまう。
- 疾患の治療だけを念頭に置いた診療をしている（患者のQOLを考えない）。
- ガイドラインを遵守することだけに焦点を当てた診療をしている。
- 新薬を使用したいという欲求にかられる（学問的興味の先行，時代に遅れるという想い）。

- 薬を処方することで診療を終了させようとする意図がある。
- 薬の副作用を別の薬で治療しようとする誤りをしてしまう（処方カスケード）。
- 製薬企業との不適切な関係（様々な贈り物など）により，不要な薬，効果のない薬が処方される。

　治療において薬の役割は大きいものであることは間違いありませんが，薬を使って治療することしか念頭にないようであれば，不適切なポリファーマシーに陥りやすくなってしまいます。本当に薬が必要なのか，他の方法はないのか，常に考えて診療に当たる必要があるでしょう。

　上記のうちでも特に注意が必要なのは，ガイドラインを遵守しすぎた診療です。ガイドラインは1つの疾患に焦点を当てています。患者は複数の疾患を抱えていることが多いため，その際に複数のガイドラインにしたがって処方をすると，おのずと処方薬の数は増えてしまいます。複数のガイドラインの推奨のバランスをとって，複雑な状況に置かれている患者に対応しなければなりません[5]。また，ほとんどのガイドラインはフレイルを考慮していませんので，高齢者へのガイドラインの適用は慎重に考える必要があります[11]。

2) 患者・家族の要因

- 複数疾患が合併している。
- マスメディアの影響を受けている。
- 薬剤服用により安心感を得ようとする。
- 薬剤への不適切な期待をしてしまう（過大な効果を期待する）。

- 疾患を薬で治療することへの過度な期待をする（薬物治療以外を考えない）。
- 医師へ遠慮してしまう（薬はいらないと言えない，薬以外の治療のことを相談するのをためらう）。

　多くの患者は症状をとるために何らかの医学的介入を期待しており，特に薬剤による介入を期待している場合が多いのは事実だと思います。しかし，本当に薬剤によって期待された効果があるのかは，専門家である医師，薬剤師が十分に吟味する必要があります。そして，その結果を患者に正しく，丁寧に伝える必要があります。特に，マスメディアによって玉石混淆の膨大な医療情報が患者・家族に届けられている現在，患者・家族が誤った情報を鵜呑みにしないよう，医師，薬剤師が啓発することは重要でしょう。

3）環境の要因

- 製薬企業の過剰な宣伝の影響がある。
- 保険制度（診療報酬制度）により利益を追求する（薬価差益）。
- 適切な処方に関する医学教育が欠如している。
- 適切な処方を検討するための診療時間が欠如している（医療専門職が多忙すぎる）。
- 医師と薬剤師の間のコミュニケーションが良好でない。
- 医師同士，医師と薬剤師，医師と患者，医師と介護者の関係が良好ではない。
- 薬剤師，その他の医療専門職が医師に意見しにくい（権威勾配が著明である）。

製薬企業による薬の宣伝は，様々な形で毎日，医療者のもとに届けられています。当然のごとく，その情報は薬の有効性に関するものがほとんどですが，臨床の現場で実際に患者にどの程度の有効性があるのか，正しく理解する必要があります。過剰な宣伝に惑わされてはいけません。たとえば，40％リスクを減少したという情報も，そもそも発生率が極端に少ない疾患の場合は，臨床の現場での有効性の実感はほとんど感じられないはずです。その場合，NNT（number needed to treat，何人の患者にその薬を投与するとそのうちの1人がその薬の恩恵に与るかの数値）はかなり大きな数字となるでしょう。NHS ScotlandのPolypharmacy Guidanceのホームページには様々な薬のNNTが掲載されていますので，参考にするとよいでしょう[11]。

　環境の要因のうち，特にやっかいなのは，医師と薬剤師間のコミュニケーションがよくないこと，医師と他職種，患者，家族との関係が良好でない場合があることです。私たちのグループは2014年から多職種参加によるポリファーマシー対策のセミナーやワークショップを行ってきていますが，参加者の過半数が薬剤師であり，そこでの話題は医師とのコミュニケーションの悪さが多数を占めます[22]。不適切処方があってもなかなか医師にそのことを伝えにくい，疑義照会をしてもあまり真剣に取り合ってくれない，などの事例が多く寄せられます。また，患者，家族は医師に薬のことを相談しにくいと思っている，という薬剤師だけが調剤窓口で得ている情報も多数寄せられます。医師と薬剤師を含む多職種，そして患者・家族と，処方薬に関する率直な話し合いができる環境，良好な関係を構築する必要があるでしょう。そのためには，特に，医師が積極的にその構築のために努力する姿勢を示すべきでしょう。

10. 安全な薬，注意を要する薬のリストを参考にして適切処方を心がけよう

　すべての薬に様々な有害事象発生の可能性があることは，常に心にとどめておかなければなりません。しかし，実際に臨床を行うにあたっては，比較的安心して使える薬，慎重に使うべき薬についてある程度のコンセンサスが得られていますので，特にそれらを意識しておくとよいでしょう。それらの薬のリストは欧米で先行して作成され，日本でも作成されてきています。そのリストを参照しながら適切な処方を心がけるようにすることが，ポリファーマシー対策の第一歩になると思います。

- Beers Criteriaは最も有名なもののひとつで，1991年にBeersが高齢者に対して使用することが不適切な可能性のある薬剤（potentially inappropriate medications：PIMs）のリストとして，米国老年医学会から発表したものです。その後4回の改訂を経て現在2015年版が公開されています[23]。

  本書の編者の矢吹拓先生のブログに日本語訳が掲載されていますので，参考にして下さい[24]。

- STOPP/START Criteriaは，2008年にイギリスとアイルランドの老年医学の薬物治療の専門家18人がエビデンスに基づいて作成した適切に薬物治療を行うための基準で，2015年にバージョン2が公開されています[25]。

  本書の執筆者の1人の青島周一先生のブログに日本語訳が掲載されていますので，参考にして下さい[26]。

　日本でもこれらのリストに倣っていくつかのリストやガイドラインが発表されてきています。

- Beers Criteria日本版は，米国のBeers Criteriaに倣って2008

年に国立保健医療科学院から出されたものです。"高齢者において疾患・病態によらず一般に使用を避けることが望ましい薬剤"として，2008年に，日本医師会雑誌に掲載されていました[27]。

- 高齢者に対して特に慎重な投与を要する薬物のリスト[28]，高齢者の安全な薬物療法ガイドライン[29]は，それぞれ2005年，2007年に日本老年医学会から発表されたものです。

- 高齢者の安全な薬物療法ガイドライン2015は，現在の日本での集大成と言ってよいでしょう。2015年に日本老年医学会から発表されました[30]。このガイドライン作成にあたっては，広くパブリックコメントが求められ[31]，このことが各種メディアにも取り上げられたので，よく知られていると思います。

高齢者の処方適正化スクリーニングツールの項には，特に慎重な投与を要する薬物と開始を考慮すべき薬物のリストが掲載されています。また領域別指針の項には，各診療，疾患領域別に慎重投与と開始考慮の薬物のリストが整理されており，臨床の現場で参照しやすくなっています。

このガイドラインの中で特に注目すべきは，在宅医療，介護施設の医療の項が設けられていることでしょう。どの医療現場でも高齢者診療の比重が高くなっており，この現状に即した記載があるのは非常に実用的であると言えるでしょう。また，さらに注目すべきは，薬剤師の役割の項が設けられていることです。ポリファーマシー対策には薬剤師の役割が欠かせないことが強調されており，このことは多くの薬剤師の皆さんを元気づけることにつながるでしょう。また，医師にとっては改めて薬剤師の役割を認識するとともに，薬剤師との連携体制の構築を考える良い契機となるでしょう。

11. 処方する前に少し立ち止まって考えてみよう
～適切処方のための心得～

チャプター10(p26)で紹介したような薬物のリストを参照して適切な処方を行うにあたって，常に考えておくべき一般的な心得を2つ紹介します。

1) MAI (Medication Appropriateness Index) [32)33)]

次の10の要素を評価するものです。

- 薬の適応はありますか(適応)
- その状態に薬物治療が効果的ですか(効果)
- 用量は正しいですか(用量)
- 指示は正しいですか(適切な指示)
- 指示は実用的ですか(実用的指示)
- 臨床的に有意な薬物間相互作用はありませんか(薬物相互作用)
- 臨床的に有意な薬物-疾患，薬物-病態相互作用はありませんか(薬物-疾患，薬物-病態相互作用)
- 他の薬剤との不必要な重複はありませんか(重複)
- 治療期間は許容できますか(期間)
- この薬は他の同効薬と比べて安価ですか(コスト)

患者を前にして，薬を処方することばかりを考えていないでしょうか？　まず，薬に適応があるのか，そして患者の状態に本当に薬物治療が効果的なのかを，いったん立ち止まって考えてみるところから始めてみましょう。正確な診断がなされ，その疾患，病態に適応のある薬が正しく選択されているでしょうか。そして，何を期待して薬物治療を試みようとしているのか，その具体

的な効果を自問してみることは重要なことです。これらは，意外ときちんと整理されていないことが多いのではないでしょうか。治療期間の設定も重要です。漫然と長期に処方されている薬はないでしょうか？　どのような治療期間を設定するのか，処方をする際にきちんと決めておくべきです。そして，なかなか考慮されにくいのが薬の値段です。同等の効果なら安価なほうがよいでしょう。また，たとえ効果が劣るとしても，それがごくわずかな効果の差なら，安価なほうがよい場合が多いでしょう。

　このリストにしたがって処方薬を考える習慣をつけ，不適切処方回避につなげていきましょう。

2）高齢者への良い処方の仕方（文献8を元に筆者作成）

- 慣れた薬を使う。
- むやみに新薬を使用しない。
- 最も少量の効果的用量で使用する。
- 治療をモニターする（効果判定をする）。
- 効果がなければ，常に中断を考える。
- 常に薬物有害事象を念頭に置いておく。
- 薬を減らせないか，常に考え続ける。
- 不適切処方につながるシステムに介入する（入退院，複数の処方医，在宅医療，etc）。
- 患者，家族，介護者，同僚医療関係者と良好な関係・コミュニケーションを構築する。

　もしかすると，多くの薬を知っていて多くの薬を使いこなすことが臨床医の能力の高さを示すものである，という誤解を持っていないでしょうか。多くの薬を使いこなす必要はなく，安

全で，効果的で，十分に使い慣れた薬を適切に使用することが，最も重要なことです。むやみに新薬を使う必要はありません。実際，現在は画期的新薬はほとんど出てきていません。製薬企業の過剰な宣伝に踊らされないようにしなければなりません。

ポリファーマシーにつながりやすいシステムにも目を配る必要があります。自分は適切に処方していると思っていても，周囲の環境や患者の状況変化により，気づかないうちに不適切処方になっている場合があります。

そして，何よりも重要なのが，処方薬について気軽に意見交換ができるよう，すべての関係者と良好な関係を構築しておくことです。患者や家族，医師以外の医療者は，薬についての自分の考えを医師に伝えることが非常に困難であると感じています。また，医師同士でも，自分以外の医師の処方について意見を述べることはためらわれます。このため，ポリファーマシーは認識されていてもそのまま放置されていることがあります。

12. 既に処方されている内容を見直してみよう
～処方レビューの手順～

臨床で出会う大半の患者には，既にいくつかの薬が処方されています。入院患者，外来患者にかかわらず，不適切なポリファーマシーの状態にある患者に遭遇する機会は増えてきています。患者の処方内容を定期的に，あるいは，何らかの機会（入院時，退院時，紹介時など）に見直すことは，非常に重要なことです。

以下の手順にしたがって処方内容を見直すのが効果的でしょう[11]。

- **目的**
  - 薬物治療の目的・目標をはっきりさせる。
- **ニーズ**
  - 主要な薬を明らかにする。
  - 不必要な薬物治療を受けていないか。
- **効果**
  - 治療目標が達成されているか。
- **安全性**
  - 薬物有害反応が生じていないか，そのリスクはないか。
- **費用対効果**
  - 費用対効果がよいか。
- **アドヒアランス，患者中心性**
  - 意図した通りに内服しようと思っているか，内服できるか。

1）目的

- 薬物治療の目的・目標をはっきりさせる

　診断と治療目標を再検証します。薬が処方された理由を患者は忘れていることがあり，処方した医師でさえも処方理由を忘れていることがある，と言われています[1]。もしかするときちんとした診断がされないままに処方が行われている場合もあるかもしれません。随分前に処方されている薬がどのような診断名のもとに行われているのかを検証するのは，手間のかかることですが重要なことです。

　そして，処方薬は下記のどちらに対して行われているか，はっきりさせる必要があります。

- 今の健康問題のマネジメント
- 将来の健康問題の予防

これがはっきりすれば，処方期間や真のニーズを再検討することができます。

2) ニーズ

● 主要な薬を明らかにする

処方薬の目的と目標がはっきりすれば，中止できるものと中止できないものに分けてリストアップすることができます。特に，専門家のアドバイスなしには中止できない主要な薬をきちんと同定する必要があります。患者の主病態に対して処方されている薬がそれに当たります。たとえば，下記のようなものがあります。

- 機能補充に重要な薬（例：チロキシン）
- 急速な症状悪化を防ぐ薬（例：抗パーキンソン病薬，心不全治療薬）

● 不必要な薬物治療を受けていないか

漫然と処方されている薬の中には，現在は不必要，あるいは新たな病態の解明などによって不適切となっているものがある場合があります。そのような薬をリストアップする必要があります。下記を考えてみましょう。

- 治療目的を達成する作用を持っているか。
- 目的としている病態には一般的に無効ではないか。
- 最新のエビデンスに基づいているか。
- 適用期間を過ぎていないか。
- 一時的な適用ではなかったか。
- 寿命の短い人への予防投与が必要か。

- 通常維持量より高用量となっていないか。
- この患者には効果が少なくはないか（NNT）。

　NNTが極端に大きいにもかかわらず，無批判に薬物治療が行われている場合が多々みられます。たとえば，冠動脈疾患のリスク要因がない中年女性の高LDL血症に対する脂質降下薬の投与などがそれに当たります。NNTを用いて薬の効果をわかりやすく説明して，本当に必要な薬かどうかを患者と話し合う必要があります。

3) 効果

- 治療目標が達成されているか

　薬物治療の必要性が確かめられたら，次は治療目標がきちんと達成されているかどうかを判断しなければなりません。目標が達成されていないなら，まずはノンアドヒアランスのチェックを行います。アドヒアランスが良好であるなら，薬物治療を変更，追加・強化する必要性を検証します。治療目標として下記を検証しましょう。

- 症状がコントロールされているか。
- 疾患の進行・増悪が予防されているか。
- 生物学的・臨床的目標が達成されているか。
  （例：脳梗塞の発症を減らすために血圧がきちんとコントロールされているかどうか）

4) 安全性

- 薬物有害反応が生じていないか，そのリスクはないか

薬物有害反応のチェックとして下記に注意します。

> - 症状・検査（例：低カリウム血症）
> - 用量蓄積による有害事象の発生
> - 処方カスケード

薬物有害反応のリスクを明らかにするために，下記に注意します。

> - 薬物・疾患，薬物・病態相互作用はないか。
> - 薬物間相互作用はないか。
> - 高リスク薬においてはモニターの方法がきちんと確立されているか。
> - 偶発的オーバードーズのリスクはないか。

5) 費用対効果

- 費用対効果がよいか

常にコスト削減を考えるようにしましょう。ただし，効果・安全性・アドヒアランスを優先し，これが達成されたときにコストを考えます。不必要に高価な薬がないか見きわめ，より費用対効果のよい代替薬を考えるようにします。

6) アドヒアランス，患者中心性

- 意図した通りに薬物治療を受けようと思っているか，受けることができるか

医学的に適切な処方であっても，アドヒアランスが確保されていなければ臨床上の効果は達成されません。アドヒアランスの評価はややもすると忘れがちですが，重要な視点です。

ノンアドヒアランスのリスクを見積もるには，下記を検証するとよいでしょう。

- 内服しやすい剤形か。
- 内服スケジュールが簡便か。
- 意図した通りに内服できるか。
- 内服管理を薬剤師が担っていることを知っているか。
- 患者の好みに合わせているか。
  ▷ 治療目的，優先順位づけについて，患者・介護者と話し合っているか
  ▷ どの薬を継続し，どの薬を中止するかを，患者・介護者と決定する

13. 患者中心でいこう！
～患者中心のポリファーマシー対策：7つのステップ～

安全な薬，注意を要する薬のリスト，適切処方のための心得，既に処方されている内容を見直す処方レビューの方法を紹介しました。これらを用いて，実際のポリファーマシー対策を進めていくのに有用なのが，患者中心のポリファーマシー対策のための7つのステップです（図10）[34)35)]。この7つのステップをた

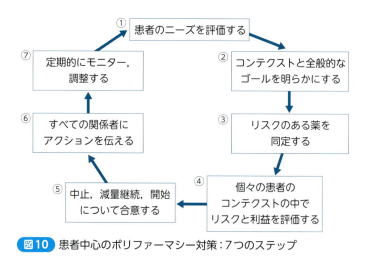

図10 患者中心のポリファーマシー対策：7つのステップ

どって，このサイクルを継続的に回していくと効果的な対策となるでしょう。

　ここで1つ，ぜひ注意しておいて頂きたいことがあります。ポリファーマシーの状態にある患者は一度に多くの問題を抱えていることが多いのですが，これらすべての問題を急いでいっぺんに解決しようと考えるのではなく，そのうちの重要なもの1つ，または少数にだけに焦点を当てて対処をスタートするということです。薬の急激な変化は患者の状態の悪化をまねくことがあるかもしれません。また，患者からの真の同意が得られていなければ，治療関係が悪化してしまうこともあるかもしれません。急がば回れ，と考えて，じっくりとポリファーマシー対策に取り組むのがよいでしょう。実際，次の7つのステップを丁寧に進めるには，それ相応の手間と時間がかかります。このことを十分に認識した上で対策に着手しましょう。

ステップ1 ● 患者のニーズを評価する

- 問題ある薬を同定する。
- 患者の考えを明らかにする。
- 患者が今，何を求めているかを含め，優先順位を決める。

処方内容のリストだけを医師や薬剤師が評価することがポリファーマシー対策ではありません。まずは患者ニーズをきちんと把握することが重要です。

- どの薬が患者や介護者にとって問題となっているか，どんな問題があるか，患者・家族は薬について何を話し合い／見直したいと思っているのかを明らかにする。
- 内服の状況を明らかにする。内服が日常生活にどう組み込まれているのか確認する。
- 薬の見直しで何をしてほしいか患者に尋ねる。
- 患者と介護者から機能的障害の状況の情報を得る。
- 何をどう服用しているかをはっきりさせるために，薬剤内服リストを作成する。

ステップ2 ● コンテクスト（患者の置かれている状況）と全体的なゴールを明らかにする

- 患者の機能，生命予後，脆弱性を鑑みて，薬が全般的な健康ゴールに合っているか，影響を与えているかを検討する。

患者の全般的な健康状況に薬がどれだけ役立っているか，そして，薬物治療の最終的なゴールは何か，を明確化するステップです。

- カルテやその他の記録から，病歴，社会歴，服用歴を得る。
- 患者の寿命はどのくらいか，患者は虚弱かを明確にする。
- ステップ1，2に基づき，今回の診察で患者が取り上げたいと思っている薬剤関連の問題について，医師患者間で考えを一致させる。

ステップ3 ● 正確な服薬リストから不適切処方の可能性のある薬を同定する

- エビデンス，患者の考えに照らして，すべての薬を考え直す。

このステップは純粋に医学的な知識を適用することが中心となります。

先に紹介したエビデンスに基づくツールを使いましょう（Beers Criteria，STOPP/START Criteria，高齢者の安全な薬物療法ガイドライン2015）。

ステップ4 ● 患者のコンテクストの中でリスクと利益を評価し，不適切処方を同定し，見直しの優先順位づけをするために患者と話し合う

- 患者の考える優先順位，臨床的優先順位をもとに，ステップ3で同定した薬の不適切さを確定または棄却する。

ここでの目的は，患者の状況，臨床的・社会的状態，併存疾患に合わせ個々の薬を調整することです。そのための話し合いは最も重要です。

- 新しい症状・病態が生じていないかを明らかにする。もし生じていれば，それを薬が開始された時期と関連づけて検討してみる。
- 病状は，活動性か非活動性か，期間はどうか，解決しているかを明確にする。
- 個々の薬に対して妥当な適用があるかを検証する。
- 患者の病状に関連して，個々の薬に対して患者はどのような害や利益を感じているかを把握する。
  ▷ 全般的にオープンな質問で始める。
    "あなたの鎮痛薬について聞かせて下さい"
  ▷ より具体的に閉じた質問に移行する。
    "薬は効いていると思いますか"
- 寿命が短いことを含め，個々の患者の状況に対する薬の具体的なリスクと利益を検証する。レボチロキシンナトリウム水和物のような重要な薬があるか，明確にする。

ステップ5 ● 中止，減量継続，開始について合意する

- 患者，他の医療者と今後のアクションについて合意する。

　ステップ4に続き，さらに重要なことが，今後の方針について患者と医療者が合意することです。しばしば，医師は，意識する，しないにかかわらず，医学的状況を最優先させ，自分の考えを一方的に患者に押しつけがちです。医学的に最善の方法が臨床的に最善の方法とは限りません。臨床的に最善の方法とするために，このステップは最重要なものと思ってよいでしょう。チャプター16（p51）で説明する価値観の共有の方法を駆使する必要があります。

自分以外の処方医の処方に介入するという，しばしば困難を伴う場合について以下の方法を試してみるのがよいでしょう。

- 処方医への紹介の説明も含め，今後の方法について患者と合意する。
- 処方医に簡単な形式で処方変更のオプションを提示する（緊急を要する場合以外は，最終判断はあくまでも処方医に委ねる）。
- 介入の根拠，患者との合意事項，今後のモニタリングを記載したサマリーを処方医に提供する。また，そのコピーを患者に渡す。

ステップ6 ● 他の関係する人達に連絡する

- 処方薬に関連する今後のアクションを実行に移し，すべての関係者のサポートを得る。

医師だけでポリファーマシー対策はできません。患者，家族，介護者，関係するすべての医療者が連携する必要があります。そのためには，情報の確実な共有が必須です。

- 個々の薬の変更，モニタリングについての根拠と合意事項を記載したサマリーをつくる。
- 必要に応じて，調剤薬局薬剤師，介護職員，在宅ケア職員，ホスピス医師などにサマリーを提供する。
- サマリーは関係者によって評価でき，その後修正できるようにする。

ステップ7 ● 定期的にモニター，見直し，調整する

> ● 専門職連携を行い，ケアの継続性を保つ。

　一度の介入でポリファーマシー対策が終了することはありません。継続的に状況をチェックし，図10のサイクルを回し続ける必要があります。

> ● 誰が，いつ患者をモニターするか話し合う。
> ● 患者に行われた変更，行為について知る必要のある人に情報提供する。
> ● 変更は明確にする。

14．不適切な処方薬を中止する具体的方法

　これまで述べてきたように，ポリファーマシー対策は様々な視点から行っていかなければなりません。薬の中止をすること，イコール，ポリファーマシー対策ではありません。しかしながら，実際に不適切処方が見つかった場合は，その薬剤を中止することが必要となります。

　薬剤中止の方法はそう簡単ではありません。患者の病状や医師患者関係の変化につながるため，薬剤中止には慎重なアプローチが求められます。以下にいくつかの方法を紹介します。

1）高齢者への不適切処方を回避するための10のステップ[20]

①現在の使用薬剤を確認する。
②薬物有害反応のリスクのある患者，または既に経験している患者を同定する。
③高リスク患者の生命予後を評価する。
④評価した生命予後を考慮して，ケアのゴールを明らかにする。
⑤継続されている治療の現在の適応を明らかにし，経緯の是非を判断する。
⑥疾患特異的な薬物治療の効果までの時間を決める。
⑦治療中止を支持する疾患特異的な利益・リスク閾値を決定する。
⑧高齢患者における個々の薬剤の相対的効用値を評価する。
⑨中止，減量できる薬を明らかにする。
⑩薬の効用と患者のアドヒアランスを継続的に再評価しながら，修正された治療計画を実施し，モニターする。

2）薬漸減のための一般的ガイド[5]

- 半量にする。再診時に状況を確認し，
  - ・維持する（半量のまま）
  - ・漸減を続ける（1／4にする）
  - ・中止する
- 注意：
  - ・薬によってはごく少量ずつ減らす必要がある
  - ・中止の正しい方法はない。試行錯誤によると考える方がよい

・減量に必要な時間は，数日，数週，数カ月と様々である
■ 段階的中断の注意が必要な薬の例：
　オピオイド，抗うつ薬，抗精神病薬，抗てんかん薬，
　中枢性降圧薬，ステロイド，睡眠薬とトランキライザー

3）高齢者の薬を中止するためのガイド

図11[5]を参照して下さい。

薬を中止する必要性を認識する

- 多くの薬は一生涯服用する必要はなく，最初の処方医と薬の専門家によって定期的に薬のリスクと利益を評価する。
- 中止可能な薬があるか検討する。

一度に1つの薬を減量・中止する

- 一度に1つだけの薬を減量または中止するようにする。
  ⇒もし問題が生じたら，原因の可能性を見つけやすい。

適切なら薬を漸減する

- 減量による有害事象の可能性を減ずるために，長期に使用している薬は突然には中止しない。ただし，これが当てはまる薬はそう多くはなく，限られている（もし心配なら，安全のため漸減する）。
- 患者の症状，病態，リスクが，少ない用量でコントロールできるかどうか，完全に薬を中止できるかどうか，をはっきりさせるため，段階的に減量する。

薬を中止した後に利益と害をチェックする

- 薬を中止してから患者に何か問題が生じたかをチェックする。
- 薬を減量・中止したことが正しい決断であった証拠として，有益な効果を書き留めておく。
- ゆっくり漸減しても，もし初期の病態の症状が再発するようなら，その薬は完全には中止できないと考える。しかし，少ない用量でコントロールすることは考えるようにする。

図11 高齢者の薬を中止するためのガイド　　　　　　　　　　（文献5より作成）

4）薬剤中止を考えるためのフローチャート

図12[36]を参照して下さい。

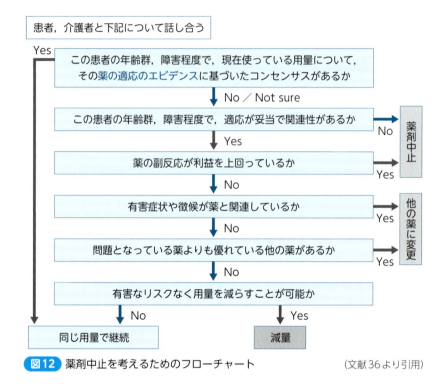

図12 薬剤中止を考えるためのフローチャート　　　　　（文献36より引用）

15. 患者の価値観を考慮してポリファーマシー対策に臨もう
インフォームド・シェアード・ディシジョン・メイキングの実践

1）インフォームド・シェアード・ディシジョン・メイキング

　　　　　前述のチャプター13（p35）で特に強調したのが，患者・家族と話し合うこと，そして今後の方針について患者・家族と医療者との間で合意すること，の2つでした。これは，患者に理解可能な

十分な情報が提供された上で，患者と医療者が意思決定を共有して医療を進めていくことです。このことをインフォームド・シェアード・ディシジョン・メイキングと言います。薬の服用，中止の決定について，患者・家族と医療者がこれを共有しておかなければ，ポリファーマシー対策は医療者の一方的な押しつけになってしまい，有効な結果は得られません。意思決定の共有はポリファーマシー対策に限らず，すべての医療において最も重要な基本事項です。

インフォームド・シェアード・ディシジョン・メイキングのためには，医療者に表7のような能力が求められます[37]。

まず，患者と医療者の双方が意思決定に参加するという，<u>相互参加，双方向性の関係</u>が構築される必要があります。どちらか一方だけで意思決定するのはよくありません。相互参加，双方向性の関係構築には，双方の責任と何をすべきかの役割認識

表7 インフォームド・シェアード・ディシジョン・メイキングのための医療者の能力

1. 患者とパートナーシップを築く。
2. 情報に関する患者の意向（情報量や情報の形式）について話し合い，確認する。
3. 意思決定における役割（リスクを引き受けること，自分自身や他の人の関わりの程度など）に関する患者の意向，選択した行為がどうなるかについての不確実性の存在，について話し合い，確認する。
4. 患者の考え，心配，期待（病気のマネジメントのオプションなど）を確認し，それに応える。
5. 選択肢（患者が持っている考えや情報を含めて）を明らかにして，個々の患者に関連したエビデンスを評価する。
6. 上記2，3，枠組み効果（情報提供の枠組みが患者の意思決定にどう影響するか）などを考慮しながら，エビデンスを提示する。
患者の価値観やライフスタイルを考慮した別の決断についても，患者が熟考し評価することをリポートする。
7. 患者とのパートナーシップの中で決定を行ったり，または決定を交渉したりして，対立を解消する。
8. アクションプランに合意し，フォローアップの準備を考える。
医療専門職チーム，配偶者や家族も巻き込む。

について両者で話し合いがなされなければなりません．パートナーシップの構築には時間がかかりますので，じっくりとこれに取り組む必要があります．これらのことを意識して，両者が積極的な関係構築を進めなければ上手くいかないでしょう．そして，忘れてはならないのは，関係性は状況に応じて変化させていく必要があるということです．医療者側が主導権を持つべきときもあるでしょう．患者側が積極的に主導権を持つべきときもあるでしょう．このようなダイナミックさ，状況適応性も重要です．

良好な関係性が構築できたら，その関係性のもとで，お互いが明確な対話をするようにします．これがなければ，医師は患者のニーズや好みを誤って推測したり，一方向性の決定をしたりしてしまったりします．また，患者のニーズは時間とともに変化したり，病気のステージによって変化したりするので，何度も再チェックしなければいけません．

そして，医療者は患者に理解可能な形で情報提供し，その後，患者の理解や考えなどの情報を収集します．それらに基づいて意思決定の共有が行われる必要があります．その際に意識しておくべき重要なことは，患者の考えは不動ではなく，また，患者は始めから考えを備えているわけではなく，情報を吟味したり意思決定をしたりするプロセスの中で考えを固めていくものである，ということです．よって，両者の意思が共有されないときは，両者が合意形成できるように行きつ戻りつしながらのコミュニケーションを図らなければなりません．意思決定が共有されたなら，医師と患者だけで課題に対処するのではなく，すべての関係者をアクションプランに巻き込んで皆で課題に対処するようにします．意思決定の共有の実践のために3ステップモデルというものが提唱されています（図13）[38]．

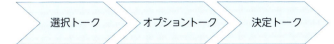

1. 選択トーク
   利用可能な妥当なオプションを患者が知っているようにすることを担保するステップ
2. オプショントーク
   オプションについてより詳細な情報を提供するステップ
3. 決定トーク
   選好を熟考し最も良い決断をする作業をサポートするステップ

図13 インフォームド・シェアード・ディシジョン・メイキングの3ステップモデル

以下に、それぞれのステップについて、その具体的なポイントを示します。

2) 選択トーク

- 妥当なオプション(選択肢)があることを患者にわかってもらうものであり、プランニングのステップ。

①後戻りする

- 要約し、「さて、課題を確認しました。次にどうするかを考えましょう」と言う。

②選択を提示する

- 患者はしばしば、オプションの提示を悪い意味にとったり、医師の能力や情報が十分でないと思ったりすることがあることを理解しておく必要がある。
「私があなたと検討したいと思っている治療とは異なる方法に関する情報もあります」と言うことで、患者の疑念を軽減させる。

③選択を正当化する

- 個人の選好を尊重することの重要性、不確実性の存在を強調する。

- 選好を個別化する。
- 他の人にとっては別の課題がより重要な場合もあることを説明する。
  「治療によっていろいろな結果となります。あるものは他の人よりもあなたにとってはより重要かもしれません」
- 不確実性を共有する。
  医療において不確実性があることを患者はしばしば認識していない。エビデンスがない，個々のレベルに生じる個々の結果は予測不能であることを，理解してもらうよう努力する。
  「治療は常に効果があるとは限りません。副作用の可能性もあります」

④ 反応をチェックする
- オプションの選択によって困惑する患者がいるかもしれない。困惑を軽減するために「進めてよいですか？」「選択肢をお話ししてよいですか？」などと言う。

⑤ 終わりを先延ばしする
- 「何をするのか教えて下さい」と医師に尋ねるという反応をする患者もいる。このようなときには終わりを先延ばしするようにする。そして，話し合いを続けることを保証する。
- 「お互いの見解を共有し，あなたが良い決断ができるのをお手伝いさせていただきます。ただ，そうする前に，選択肢についてもう少し詳しくお話しして，何が重要なのかあなたが理解できるようにしましょう」

3) オプショントーク

① 知識を確認する
- 情報を十分に持っていると思われる患者でも，オプション，関連する危険性と利益の一部しか知らないかもしれないし，誤解

しているかもしれない。患者の知識を正しく把握する。

確認のために「前立腺癌の治療について，どう聞いていますか？ 何を読みましたか？」などと聞いてみる。

②オプションを挙げる
- オプションのリストをはっきりとさせ，わかりやすい形で提示する。
- それを紙に書く。
「詳しく考える前に選択肢を挙げてみましょう」
- 経過観察というオプションも適切な場合はそれも含める。
- 「積極的な経過観察」などというポジティブな言葉を用いる。

③オプションを説明する
- 対話をして選好を探る。
- オプションを実用的な言葉で説明する。
- 2つの内服治療がある場合，「両方とも同様で，定期的に薬を飲むということになります」などと言う。
- 手術と内服などの明瞭な違いがあるとき，先延ばしが可能な場合，意思決定の変更が可能なときには，それらをはっきりと説明する。
「これらの選択肢は，他の人とは違ってあなたにとっては別な意味があると思いますので，詳しく説明したいと思います……」
- 害と利益を明確に示す。
それぞれのオプションの良い点と悪い点を明らかにしておくことは，意思決定共有のコアであることを肝に銘じる。
- 効果的なリスクコミュニケーション，枠組み効果（たとえば，生存率40％と死亡率60％では受け止め方が異なる），データを相対値だけでなく絶対値で示す（0.6％の発症率を0.3％にしますと言うのと，50％の発症率低下がありますと言うのではまったく印象が異なる）ことを常に心がける。

④意思決定サポートのツール，情報を患者に提供する
- オプションを可視化することで患者の理解が高まり，意思決定しやすくする。
「これらのツールは，オプションをより詳しく理解することの手助けになります。これを使ってみて，また来て下さい。そのとき，あなたの質問にお答えすることにしましょう」

⑤要約
- 再度オプションを示し，再構築のための質問によって理解を評価する。
（これは"teach-back"法と呼ばれ，誤解をチェックする良い方法である）

4) 決定トーク

①選好に焦点を当てる
- 選好を明らかにするよう患者をサポートしながら導く。
「あなたの考えでは，何が最も重要ですか？」

②選好を引き出す
- それが自分の意思だと患者が表明したら，時間を与え，患者に寄り添い，バックアッププランの準備をする。

③意思決定に進む
- 決断を先延ばしするか，今決断するか，どちらの必要性があるかを検討する。
「決断の準備はできていますか？」「もっと時間が必要ですか？」「他に質問はありませんか？」「もっと話し合っておくことはありませんか？」

④振り返りをする
- 決断を振り返ることは意思決定を終了するための良い方法であることを，患者に理解してもらう。

16. 患者の価値観を考慮してポリファーマシー対策に臨もう
価値に基づく医療の実践

■ **価値に基づく医療**

インフォームド・シェアード・ディシジョン・メイキングを実践する際、患者の考え、心配、期待、ライフスタイルなどを確認、考慮して意思決定の共有を進めていかなければなりませんが、その際に最も重要となるのが、患者の価値観を認識し、それに基づいて意思決定を行うことです。このような、医療介入によってもたらされる患者が感じる価値観に基づいて医療実践を行うことを、価値に基づく医療と呼びます[39]。

価値に基づく医療は、最良のエビデンスに基づいたデータに始まり、それを患者の価値に基づくデータに変換し、より質の高い患者ケアを提供するものです[40]。価値に基づく医療の最終的なゴールは、ヘルスケアの質を改善すること、ヘルスケア資源を効率的に使用することにあります。ポリファーマシー対策を進める際、薬の服用に関する患者の価値観を十分に認識し、それに基づいて対策を進めなければ有効な結果は得られません。特に、プライマリ・ケアや慢性期医療、高齢者医療においては価値観の多様性が非常に大きいので、価値に基づく医療の実践は他の領域よりもさらに重要となります[41]。

表8に価値に基づく医療の10の原則を示します[41]。

患者の多様なコンテクストにおいて疾患の影響がどのようなものなのかを理解すること、自分自身の価値判断と患者の価値判断の影響を理解すること、異なる文化、価値観、見解、信念を理解し尊重すること、患者のすべての行動に対して非判断的な態度をとり、患者をカテゴリー化して差別することを避けること、などが価値の多様性を受け入れることにつながり、ポリファーマシー

対策のみならず，すべての医療実践において重要なこととなるでしょう[42]。

表8 価値に基づく医療の10原則

■ 価値に基づく医療とEBM

1. すべての意思決定は2つの視点から成っている。価値観と事実である。これは診断についてもあてはまる
2. 価値観が多様であったり，対立したりして，問題となりそうなときに，価値観を認識しやすい
3. 科学的な進歩により，すべてのヘルスケアの領域において，選択をする際に価値観の多様性がもたらされるようになってきている

■ 価値に基づく医療とケア提供モデル

4. 価値に基づく医療において最も重要なものは，下される決断に関わる患者と関係者の考え，思いである
5. 価値に基づく医療では，価値観の対立は，正しいアウトカムを示すことによってではなく，多様な思いのバランスをサポートするようなプロセスによって解消される

■ 価値に基づく医療と臨床スキル

6. 患者や関係者とのやりとりの中で用いられる言語に注意を払うことが，価値観と価値観の違いへの気づきを高めるために重要である
7. 他者の価値観への理解を向上させる実証的，哲学的な様々な資源（資料，データ）があるので，それを活用できる
8. 何が正しいのかを判断するため，価値観の違いを探索するために，価値に基づく医療では最初に倫理的思考のプロセスを用いる
9. 価値に基づく医療の中で単に事務的に役割を担うのではなく，コミュニケーションスキルを駆使して良好な関係を構築して進めることが重要である

■ 価値に基づく医療とインフォームド・シェアード・ディシジョン・メイキング

10. 倫理学者や法律家と協力することも行うが，価値に基づく医療は，意思決定を臨床現場に直面している実際の当事者が中心となって行うことを重視する

参考文献

1) Wise J:BMJ. 2013;347:f7033.
2) 厚生労働省保険局医療課:平成28年度診療報酬改定の概要. 2016.
3) Gomm W, et al:JAMA Neurol. 2016;73(4):410-6.
4) 認知症ねっと. [https://info.ninchisho.net/archives/7746]
5) All Wales Medicines Strategy Group:Polypharmacy:Guidance for Prescribing. 2014. [http://www.awmsg.org/docs/awmsg/medman/Polypharmacy%20-%20Guidance%20for%20Prescribing.pdf]
6) NHS Specialist Pharmacy Service:A patient centered approach to polypharmacy. 2013. [http://wessexahsn.org.uk/img/projects/Polypharmacy%20resource-updated%20July%202015%20V12%20(NB)%20(LO)%20(KS).pdf]
7) Holmes RL, et al:Am Fam Physician. 2004;69(9):2159-66.
8) Duerden M, et al:Polypharmacy and medicines optimisation Making it safe and sound. King's Fund, 2013. [https://www.kingsfund.org.uk/sites/files/kf/field/field_publication_file/polypharmacy-and-medicines-optimisation-kingsfund-nov13.pdf]
9) Hovstadius B, et al:Clin Geriatr Med. 2012;28(2):159-72.
10) Mallet L, et al:Lancet. 2007;370(9582):185-91.
11) NHS Scotland:Polypharmacy Guidance. 2015. [http://www.sign.ac.uk/pdf/polypharmacy_guidance.pdf]
12) Scott IA, et al:JAMA Intern Med. 2015;175(5):827-34.
13) 中央社会保険医療協議会総会(第311回) 資料. 2015. [http://www.mhlw.go.jp/stf/shingi2/0000102937.html]
14) 日本経済新聞:高齢者の「残薬」深刻 管理しきれず症状悪化も. 2015年6月27日.
15) Pretorius RW, et al:Am Fam Physician. 2013;87(5):331-6.
16) Nebeker JR, et al:Ann Intern Med. 2004;140(10):795-801.
17) Bates DW, et al:J Gen Intern Med. 1995;10(4):199-205.
18) Hitzeman N, et al:Am Fam Physician. 2013;87(7):483-4.
19) Ghusn H:J Med Liban. 2012;60(4):207-13.
20) Scott IA, et al:Am J Med. 2012;125(6):529-37.
21) Spinewine A, et al:Lancet. 2007;370(9582):173-84.
22) 宮田靖志, 他. 医事新報. 2016;4800:18-20.
23) American Geriatrics Society 2015 Beers Criteria Update Expert Panel:J Am Geriatr Soc. 2015;63(11):2227-46.
24) 矢吹 拓. [http://tyabu7973.hatenablog.com/entry/2016/05/08/024039]

25) O'Mahony D, et al:Age Ageing. 2015;44(2):213-8.
26) 青島周一. [http://jp.bloguru.com/syuichiao/265519/2016apr27266]
27) 今井博久, 他:日本医師会雑誌. 2008;137(1):84-91.
28) 日本老年医学会:高齢者に対して特に慎重な投与を要する薬物のリスト (日本老年医学会, 2005). [http://www.jpn-geriat-soc.or.jp/proposal/pdf/drug_list.pdf]
29) 秋下雅弘:日老医誌. 2007;44(1):31-4.
30) 日本老年医学会, 編:高齢者の安全な薬物療法ガイドライン2015. メジカルビュー社, 2015.
31) 日本老年医学会:「高齢者の安全な薬物療法ガイドライン2015」完成の報告およびパブリックコメントへの回答. [https://www.jpn-geriat-soc.or.jp/info/topics/20150427_01.html]
32) Hanlon JT, et al:J Clin Epidemiol. 1992;45(10):1045-51.
33) Samsa GP, et al:J Clin Epidemiol. 1994;47(8):891-6.
34) Barnett N, et al:NHS Specialist Pharmacy Service. 2015. [http://wessexahsn.org.uk/img/projects/Patient%20Centred%20Approach%20to%20Polypharmacy%20(summary%20formerly%20seven%20steps)_July%202015%20Vs%202%20(NB)%20(LO)%20(KS).pdf]
35) Barnett NL, et al:Eur J Hosp Pharm. 2016;23:113-7.
36) Garfinkel D, et al:Arch Intern Med. 2010;170(18):1648-54.
37) Towle A, et al:BMJ. 1999;319(7212):766-71.
38) Elwyn G, et al:J Gen Intern Med. 2012;27(10):1361-7.
39) Brown MM, et al:Surv Ophthalmol. 2003;48(2):204-23.
40) Beach MC, et al:J Gen Intern Med. 2006;21(Suppl 1):S3-8.
41) Petrova M, et al:Br J Gen Pract. 2006;56(530):703-9.
42) Thistlethwaite JE, et al:Med Teach. 2003;25(3):277-81.

2章 よくある処方／止めにくい薬

スタチンを含む脂質異常症治療薬

山本雅洋

? 脂質異常症治療薬 とは

1. 脂質代謝の基礎

　コレステロールおよびトリグリセリドは，リポ蛋白と呼ばれる脂質-蛋白質高分子集合体という球状粒子の形態で血中を輸送される。比重の小さい順，すなわち含有脂質量の多い順にそれぞれカイロミクロン(CM)，VLDL，IDL，LDL，HDLと呼ばれ，小腸，肝臓，血液・血管，そして筋肉や脂肪組織の間を行き来する。先天的，あるいは後天的のいずれの理由にせよ，循環血中リポ蛋白の濃度の増大が心筋梗塞などの心血管疾患発症と関連することが明らかとなっている[1]。

2. 薬理機序と開発経緯

①スタチン

　肝臓でのコレステロール生合成経路のうち，その律速反応を担うHMG-CoA還元酵素を競合的に抑制する。日本人研究者である遠藤　章博士が1973年に，青カビ*Penicillium citrinum*からコンパクチン(Mevastatin)を単離精製した。これが後の，そして現存するすべてのスタチンの第1号であり基本形である[1,2]。

②フィブラート系薬剤

　肝細胞，骨格筋，マクロファージ，そして心筋に存在するPPARαと呼ばれる核内受容体に作用し，血漿トリグリセリド値の低下およびHDL値の

上昇などをもたらす。臨床応用されたのはわが国では1960年代であったが、詳細な薬理作用が解明されたのは90年代に入ってからであった[1]。

③エゼチミブ

食事由来のコレステロールが小腸で吸収される際にその役割を担うNPC1L1と呼ばれる刷子縁蛋白（トランスポーター）を阻害する[1]。米国で1994年に開発されたが、薬理作用は2004年になって初めて解明された。わが国では2007年から使用が始まっている。

④ニコチン酸誘導体

脂肪細胞から血中への脂肪酸遊離の抑制による肝臓でのトリグリセリド合成抑制、リポ蛋白の減少（よって血漿VLDL、LDLの減少）、ならびにアポA1クリアランスの低下作用による血漿HDLの増加作用があると言われている[1]。

⑤ω-3系脂肪酸

魚油由来の多価不飽和脂肪酸であり、肝臓でのトリグリセリド合成を担う核内受容体に作用し、血漿トリグリセリドを減少させると考えられている[1]。

⑥陰イオン交換樹脂

コレステロールおよびその肝臓代謝産物である胆汁酸の腸肝循環において、負に帯電した胆汁酸に吸着することで胆汁酸の生体内再利用を阻害し、よってコレステロールの体外排泄を増やす[1]。

1. 薬剤の適応疾患

1) スタチン

現在わが国で用いられるスタチンの適応疾患は脂質異常症および家族性高コレステロール血症であり、海外と相違はない。催奇形性の疑いの報告があるため妊婦・妊娠可能性のある女性・

授乳婦への投与は原則禁忌である。

脂質異常症の治療目的は心筋梗塞を含む冠動脈疾患ならびに脳卒中などの心血管疾患の新規発症・再発の予防（以下，それぞれ一次予防，二次予防）にある。その中でも，特にスタチンのエビデンスは枚挙に暇がないが，最低限押さえておきたいものを表1，2に示す[3)〜11)]。いずれも日本人と比較して冠動脈疾患発症・死亡のリスクが高い欧米人の結果である（後述）。

2) わが国における主要なエビデンス

①一次予防（MEGA study[12)]）

わが国でのスタチンによる一次予防効果を検証したランダム化臨床試験（RCT）である。冠動脈疾患および脳卒中の既往のない高コレステロール血症患者7,832人（総コレステロール値：約220〜270mg/dL，平均年齢58歳）に対して，食事療法＋プラバスタチンナトリウム10〜20mg/日群と食事療法のみの群に振りわけた結果，平均追跡期間5.3年で初発の冠動脈疾患の発症を有意に減少させた（HR 0.67，95% CI 0.49〜0.91；$P=0.01$）。治療必要数（number need to treat：NNT）は119人である。ただし，本試験はPROBE法であるにもかかわらず，「冠動脈疾患」の定義が「致命的および非致死的心筋梗塞，狭心症，心臓突然死，および"冠動脈血行再建術"」と医療者の主観的判断が含まれるアウトカムが設定されているため，結果はやや割り引いて考えるべきである。事実，心筋梗塞のみにアウトカムを限定すると，その予防効果はさらに小さくなり，NNTは諸外国の報告と比較して255人にまで上昇する。

②二次予防（MUSASHI-AMI study[13)]）

PCIを施行した正常総コレステロール値のST上昇型急性心筋梗塞（acute myocardial infarction：AMI）患者481人（平均年齢

表1 スタチンによる一次予防効果

タイトル	研究デザイン	患者背景	治療薬
WOSCOP (1995年)[3]	二重盲検ランダム化比較試験	スコットランド人男性6,595人（平均年齢55歳，LDL-L値：約192mg/dL）	プラバスタチン40mg/日(3,302人)
ASCOT-LLA (2003年)[4]	二重盲検ランダム化比較試験	少なくとも心血管イベント発症リスクを3つ有する高血圧患者10,305人（40〜79歳，北欧・英国，総コレステロール値：250mg/dL以下）	降圧療法に加えてアトルバスタチンカルシウム水和物10mg/日(5,168人)
CARDS (2004年)[5]	二重盲検ランダム化比較試験	心血管疾患の既往がなく罹病期間が6カ月以上の2型糖尿病患者2,838人（40〜75歳，アイルランド，LDL-C値：159.8mg/dL以下）	アトルバスタチン10mg/日(1,428人)
JUPITER (2008年)[6]	二重盲検ランダム化比較試験	高感度CRPが2.0mg/dL以上，血清LDL-C値130mg/dL未満の健常人17,802人（平均年齢66歳，26カ国）	ロスバスタチン20mg/日(8,901人)
HOPE-3 (2016年)[7]	二重盲検ランダム化比較試験	心血管疾患の既往がないが中等度リスクを有する患者12,705人（平均年齢65歳，平均LDL-C値：127mg/dL）	ロスバスタチン10mg/日(6,361人)

64歳）に対して，発症後96時間以内にスタチン（種類・用量は問わないが，他の脂質異常症治療薬との併用は禁止）を投与した群とプラセボ投与群にわけたRCT（PROBE法）である．2年間の追跡の結果，一次エンドポイント（心血管死，非致死的AMI，緊急入院を要する心筋虚血の再発，緊急入院を要する心不全および脳卒中）は29人から15人に有意に減少した．NNTは18人と一次予防と比較して非常に高い効果が示されている．ただし，やはりこちらの試験でもPROBE法には適当とは言えないアウトカムが設定されている点に留意したい（"入院を要する"という判断

比較群	一次アウトカム	治療期間	結果（95% CI）	NNT
プラセボ （3,293人）	非致死的心筋梗塞および冠動脈性心臓病死亡	平均4.9年	HR 0.69 （0.57～0.83）	45人
降圧療法＋プラセボ （5,137人）	非致死的心筋梗塞および致死的冠動脈疾患	中央値3.3年 （早期中止）	HR 0.64 （0.50～0.83）	91人
プラセボ （1,410人）	急性冠動脈疾患（心筋梗塞，不安定狭心症，急性冠動脈疾患死，蘇生した心停止），血行再建術，脳卒中	中央値3.9年	HR 0.63 （0.48～0.83）	32人
プラセボ （8,901人）	心筋梗塞，脳卒中，動脈血行再建術，不安定狭心症による入院，および心血管死亡	中央値1.9年	HR 0.56 （0.46～0.69）	82人
プラセボ （6,344人）	心血管死亡および非致死性心筋梗塞・脳卒中	中央値5.6年	HR 0.76 （0.64～0.91）	91人

（文献3～7より改変）

は医療者の主観に基づくため）。

3) スタチン以外の脂質異常症治療薬

①フィブラート系薬剤

　これまでの報告では心血管・冠動脈疾患の発症は10％程度減らすことができるが，総死亡や心血管死亡を減らすことは示されていない[14]。

②エゼチミブ

　スタチンへの上乗せ投与によりハードアウトカム改善がみら

表2 スタチンによる二次予防効果

タイトル	研究デザイン	患者背景	既往	治療薬
4S (1994年)[8]	二重盲検ランダム化比較試験	北欧在住脂質異常症患者4,444人（平均年齢58.6歳，LDL-C値：約188mg/dL）	狭心症および心筋梗塞	シンバスタチン20mg/日（40mgまで増量可，2,221人）
CARE (1996年)[9]	二重盲検ランダム化比較試験	米国およびカナダ人患者4,159人（平均年齢59.9歳，LDL-C値：平均139mg/dL）	心筋梗塞	プラバスタチンナトリウム40mg/日（2,081人）
LIPID (1998年)[10]	二重盲検ランダム化比較試験	オーストラリアおよびニュージーランド人患者9,014人（平均年齢62歳，LDL-C値：中央値150mg/dL）	冠動脈疾患（心筋梗塞および不安定狭心症）	プラバスタチンナトリウム40mg/日（4,512人）
SPARCL (2006年)[11]	二重盲検ランダム化比較試験	米国4,731人（平均年齢63歳，LDL-C値：約133mg/dL）	脳梗塞または一過性脳虚血発作（冠動脈疾患の既往はなし）	アトルバスタチンカルシウム水和物80mg/日（2,365人）

れた薬剤である。一次予防[15]，二次予防の効果は報告されてはいるものの[16]，単独での心血管疾患発症の予防エビデンスはいまだ存在せず，あっても脂質検査値など（テストの点数）の改善のみである。

③ ニコチン酸誘導体

冠動脈疾患の既往のあるスタチン加療中の低HDL患者に対してナイアシンの徐放製剤1,000〜1,500mg/日を投与することで血清HDLの上昇とTG値が低下は認められた。しかし，冠動脈疾患死亡や脳卒中等のハードアウトカムの改善は認められなかった[17]。

④ ω-3系脂肪酸

スタチンへの上乗せ効果の検証も含め，国内外で主要な臨床

比較群	一次アウトカム	治療期間	結果（95％CI）	NNT
プラセボ (2,223人)	総死亡	中央値5.4年	HR 0.70 (0.58〜0.85)	31人
プラセボ (2,078人)	致死的冠動脈疾患および非致死的心筋梗塞	中央値5.0年	HR 0.76 (0.64〜0.91)	34人
プラセボ (4,502人)	冠動脈疾患死亡（致死的心筋梗塞，突然死，心筋梗塞入院後死亡，心不全もしくは他の冠動脈疾患死）	平均6.1年	HR 0.76 (0.65〜0.88)	52人
プラセボ (2,366人)	致死的または非致死的脳卒中の再発	中央値4.9年	HR 0.84 (0.71〜0.99)	53人

（文献8〜11より改変）

試験がいくつか実施されているが，いずれもハードアウトカムの改善を証明できてはいない[18]〜[20]。しかしながら，近年，国内での小規模観察研究において血液透析患者の総死亡リスクが軽減したという報告もある（HR 0.293，95％CI 0.092〜0.810）[21]。

⑤陰イオン交換樹脂

ハードアウトカムに関する近年の報告はなく，いずれもLDL-C値等に関する改善の報告がほとんどである。1984年に報告されたコレスチラミンの一次予防効果を検証した研究でも，複合心血管イベントの発症は減少するものの，心筋梗塞や冠動脈死亡といった個別のアウトカムに対する有意な発症抑制は示されていない[22]。

2. 脂質異常症治療薬の不適切使用

1) スタチンの副作用

①横紋筋融解症・筋障害（ミオパチー）

横紋筋融解症の発症率は，スタチン単独使用でおおよそ10万人・年当たり3〜4人であるとされる。フィブラート系薬剤との併用でそのリスクは6〜10倍程度上昇する。また，ミオパチーは1万人・年当たり1人とされるが，スタチン単独ではリスク増にはならないとされる（ただし，アトルバスタチンカルシウム水和物およびロスバスタチンカルシウムでは軽度上昇の報告がある[23]）。

②新規糖尿病発症リスク・急性腎障害

どちらも力価依存的であり，糖尿病発症ではプラセボ比較でオッズ比（OR）が1.12（95% CI 1.04〜1.22）[24]，腎障害ではRR 1.34（95% CI 1.25〜1.43）である[25]。

ただし，糖尿病に関しては新規発症よりも心血管イベント予防効果のほうがメリットが大きいこともまた事実である。とはいえ，必要以上に高力価なスタチンを漫然と使うことは避けたい。

③薬物相互作用

薬物動態学上での相互作用の有無と，臨床での有害事象（健康被害）の有無を切りわけて考えることが肝要である。例を1つ挙げれば，CYP3A4代謝性スタチン（シンバスタチン，アトルバスタチンカルシウム水和物など）と同じくCYP3A4で代謝されるカルシウム拮抗薬（アムロジピンベシル酸塩，ジルチアゼム塩酸塩，ベラパミル塩酸塩など）と併用すると，90日以内での急性心筋梗塞，脳卒中，急性腎障害などの有害事象が増えることが報告されている[26]。

2) スタチン以外の脂質異常症治療薬の副作用

① フィブラート系薬剤の副作用

横紋筋融解症がスタチンとの併用で増えることはよく知られているが、その他に高齢者に新規に使用すると、血清クレアチニン値の上昇による90日以内の入院が増えると言われている[27]。さらに、急性膵炎の発症リスクがむしろ増える[28]、心血管イベントリスクの少ない患者群に使用するとむしろイベント発生数が増えた（有害であった）という報告もある[29]。

② ニコチン酸誘導体の副作用

皮膚の発赤や熱感、2,000mg／日以上の用量で肝毒性（徐放性製剤でより一般的）、高血糖、高尿酸血症・痛風、さらに3,000mg／日以上になるとインスリン感受性の低下、2型糖尿病患者における血糖状態の悪化が生じるとの報告がある[30]。

③ ω-3系脂肪酸の副作用

添付文書情報に記載されていない、特に特筆すべき有害事象に関する報告は見当たらなかった。

④ 陰イオン交換樹脂の副作用

便秘、膨満感、腹痛、膨満感、吐き気の報告がある[31]。

どのように脂質異常症治療薬を中止するか

1) スタチン以外の脂質異常症治療薬

そもそもメリットの少なさに対して副作用のリスクが高く、高齢患者やポリファーマシーの患者に対して積極的に投与する／継続の意義はほとんどないでしょう。中止に伴う有害事象も特に目立った報告はありません。

2) スタチン

スタチンは中止を考慮すべき薬剤のトップ3に入っていますが[32]，具体的にどうやって中止するとよいかについて，世界的なコンセンサスは得られていないようです。

ここでは，スタチンの中止（を提案）する上で大事であろうポイントを3つ示します。

① 心血管イベント発症のリスク評価

心血管イベント発症リスクが5年間で10％未満（10年間で20％未満）の患者ではスタチン投与による一次予防効果は認められていません[33]。海外での報告ですが，これを日本人に当てはめてみましょう。

NIPPON DATA80（http://www.m-junkanki.com/kennsinn/kennsinn_ND80_CV.html）と，「動脈硬化性疾患予防ガイドライン2012版」により，患者の有する冠動脈疾患死亡リスクはカテゴリーⅠ～Ⅲ（0.5％未満～2.0％以上）へと3段階に評価されます。詳細は紙面の都合上割愛しますが[34]，わが国で実施されたMEGA studyの結果から，冠動脈疾患死亡を心血管イベント発症リスクに変換すると，最もリスクの高いカテゴリーⅢでも10年間で20％未満ほどになってしまい，先に示したようにスタチンを投与する意義が極端に低くなることがわかります。

したがって，そもそもスタチンを服用する必要がそれほどなかった患者がいる可能性も，十分に考えなければなりません。スタチンの服用理由が単に「検査値が高かった（＝冠動脈疾患の既往もなくリスクも低い）」だけでは即時中止を考慮・提案しても，意見としては良いはずです。

ともすれば「全員治療！」になりがちな脂質異常症ですが，きちんと脂質管理をしないといけない患者（他疾患，特に糖尿病の併存など）との区別が必要です。

②スタチンの服用を継続している期間

　筆者がよく患者に質問することのひとつに，「この薬は何年間飲み続けていますか？」があります。被験者が全員亡くなるまでの"超"長期間フォローしたエビデンスなどありません。必ず決められた試験期間（多くは5年前後）があります。予防効果が認められるまでの期間，きちんと薬が飲めたことが確認できれば，その時点で中止を考えてもよいのではと筆者は思います。80歳を超えるとスタチンによる心筋梗塞再発予防効果はあいまいになるという報告もあります[35]。スタチンはずっと飲み続けるものという考えをゆるめて，治療を開始する時点でゴール（薬をやめる時期）も設定する習慣をつけましょう。

　ただ憂慮すべきこととして，「薬をやめること＝治療をあきらめること」と患者に思われてしまうことがあります。言い方次第ですが，中止ではなく「お薬の卒業式」だととらえるといいのかもしれません。上手に言葉を紡いで患者に伝えられるようになりましょう。

③患者の平均余命

　仮にエビデンスで示された服用期間をまだ達成できずにいたとしても，目の前の患者が，あとどれくらい生存できるかを見積もることも重要です。たとえば，88歳男性の平均余命は4.92年です[36]。ただ，あくまで平均であるため，持病の数が多ければその余命はもっと短くなってしまうことが予想されます。

　期待された予防効果が発揮されるまで，患者さんが薬を飲み続けられるのか，という視点で薬剤の継続・中止を熟慮するとよいでしょう。興味深いことに，余命が1年以内に限られた患者へのスタチン中止はQOL改善につながるかもしれないという報告もあります[37]。最期までスタチンを継続するという，（ちょっとした）固定概念もそろそろ改めるときが来るのかもしれません。

3) 中止に伴う注意点

スタチンの服薬アドヒアランスは徐々に低下することがわかっています[38]。日常でも残薬調整のため，処方・調剤日数を変更したという経験が，読者の皆さんにもあると思います。

スタチンの中止は副作用の発生や自己判断によるものなど様々な理由がありますが[39]，スタチンの服薬アドヒアランスの低下が，心血管イベント発症リスク・死亡率の上昇と関連しているという報告もあります[40]。

エビデンスで示された予防効果を実現できるまで，しっかりスタチンを継続服用できていれば薬を中止できるのかもしれませんが，それ以前にちゃんと服用をしているのかどうかを，医療者が確認する/患者が打ち明けられる，そんな患者―医療者の関係をめざしましょう。処方継続と服用継続が必ずしもイコールではないという事実にも目を向けましょう。

まとめ

他の脂質異常症治療薬の惨憺たる結果とは違い，スタチンの心血管イベント発症予防のエビデンスはほぼ確立していると言ってよいだろう。しかし，効果があることと，薬を飲む・飲み続けるか否かは切りわけて考えるべきである。治療を開始した時点で薬から卒業する時期も定めるのが理想的な診療スタイルであるが，そうではなくても，薬を継続することによるメリットが今後どれくらいあるのかを常に予想しながら，結論を持たずに論文情報を駆使して目の前の患者に向き合う習慣をつけるとよいだろう。

参考文献

1) 渡邉裕司, 監訳:ハーバード大学講義テキスト 臨床薬理学. 原書3版. 丸善, 2015, p360-84.
2) 遠藤 章:薬局. 2016;67(9):2635-43.
3) Shepherd J, et al:N Engl J Med. 1995;333(20):1301-7.
4) Sever PS, et al:Lancet. 2003;361(9364):1149-58.
5) Colhoun HM, et al:Lancet. 2004;364(9435):685-96.
6) Ridker PM, et al:N Engl J Med. 2008;359(21):2195-207.
7) Yusuf S, et al:N Engl J Med. 2016;374(21):2021-31.
8) Scandinavian Simvastatin Survival Study Group:Lancet. 1994;344(8934):1383-9.
9) Sacks FM, et al:N Engl J Med. 1996;335(14):1001-9.
10) LIPID Study Group:N Engl J Med. 1998;339(19):1349-57.
11) Amarenco P, et al:N Engl J Med. 2006;355(6):549-59.
12) Nakamura H, et al:Lancet. 2006;368(9542):1155-63.
13) Sakamoto T, et al:Am J Cardiol. 2006;97(8):1165-71.
14) Jun M, et al:Lancet. 2010;375(9729):1875-84.
15) Baigent C, et al:Lancet. 2011;377(9784):2181-92.
16) Cannon CP, et al:N Engl J Med. 2015;372(25):2387-97.
17) Boden WE, et al:N Engl J Med. 2011;365(24):2255-67.
18) Yokoyama M, et al:Lancet. 2007;369(9567):1090-8.
19) Kromhout D, et al:N Engl J Med. 2010;363(21):2015-26.
20) Bosch J, et al:N Engl J Med. 2012;367(4):309-18.
21) Inoue T, et al:Intern Med. 2015;54(24):3133-7.
22) [No authors listed] JAMA. 1984;251(3):351-64.
23) DynaMed Plus®:Statins and myopathy. [http://www.DynamicMedical.com.]
24) Swerdlow DI, et al:Lancet. 2015;385(9965):351-61.
25) Dormuth CR, et al:BMJ. 2013;346:f880.
26) Wang YC, et al:Medicine(Baltimore). 2016;95(2):e2487.
27) Zhao YY, et al:Ann Intern Med. 2012;156(8):560-9.
28) Preiss D, et al:JAMA. 2012;308(8):804-11.
29) Smith GD, et al:BMJ. 1993;306(6889):1367-73.
30) National Cholesterol Education Program(NCEP) expert panel on detection, evaluation, and treatment of high blood cholesterol in adults(adult treatment panel Ⅲ):Circulation. 2002;106(25):3143-421.
31) Scaldaferri F, et al:Intern Emerg Med. 2013;8(3):205-10.

32) Farrell B, et al:PLoS One. 2015;10(4):e0122246.
33) Mihaylova B, et al:Lancet. 2012;380(9841):581-90.
34) 南郷栄秀, 編:Gノート. 2016;3(3):395-473.
35) Ble A, et al:J Gerontol A Biol Sci Med Sci. 2017;72(2):243-50.
36) 厚生労働省:平成25年簡易生命表の概況. 主な年齢の平均余命. [http://www.mhlw.go.jp/toukei/saikin/hw/life/life13/dl/life13-14.pdf]
37) Kutner JS, et al:JAMA Intern Med. 2015;175(5):691-700.
38) Slejko JF, et al:J Manag Care Pharm. 2014;20(1):51-7.
39) Zhang H, et al:Ann Intern Med. 2013;158(7):526-34.
40) De Vera MA, et al:Br J Clin Pharmacol. 2014;78(4):684-98.

2章 よくある処方／止めにくい薬

便秘薬

山本雅洋

❓ 便秘薬 とは

1. 便秘の歴史

便秘の歴史は深くて長い。エジプトのエバース・パピルス（Ebers Papyrus，紀元前1550年頃に書かれた医学書）には既に便秘の治療方法として乾燥して焼いた大麦やビールが用いられたとの記載がある。

医学の父と称されるヒポクラテスが，「ハチミツが緩下剤として使える」と伝えたとの話もある。また，マケドニアのアレキサンダー大王がアフリカ沿岸のソコトラ島に遠征した目的もアロエ（今も便秘治療のための民間療法として知られている）を採取するためであると伝えられている。さらに，中国最古の薬物書「神農本草」（紀元220〜250年頃）にも今日治療に用いられる大黄の記載がある。つまり，それほど太古から人類は便秘に悩まされていたのである。

2. 便秘薬の作用機序など

便秘薬，もしくは便秘症状改善薬または下剤と呼ばれる薬剤の薬効別分類を表1にまとめる。紙面の都合上，各種薬剤の詳細な薬理作用機序や開発経緯についてはそれぞれの薬剤インタビューフォームを参照して頂きたい。

機械的下剤は大まかには腸管内の水分量を増加させ，それによって便を軟化させたり，または便そのものをゆるやかに膨張させることで排便を容易にさせるものである。対して刺激性下剤は大腸の蠕動運動を半ば強制的に

促進させ排便を誘発させたり,直腸に作用して排便反射を促す薬剤である。

約30年ぶりに新しい薬理作用機序を有する薬剤が登場した。クロライドチャネルアクチベーターと呼ばれるこの薬剤はこれまでの下剤と異なり,小腸上皮頂端膜(腸管内腔側)に存在するClC-2クロライドチャネルを活性化し,腸管内への水分分泌を促進し,便を軟化させ,腸管内の輸送を高めて排便を促進する。

表1 便秘薬の種類

分類			一般名
機械的下剤	浸透圧性下剤	塩類下剤	酸化マグネシウム
		糖類下剤	ラクツロース/ソルビトール
	膨張性下剤		ポリカルボフィルカルシウム/カルメロースナトリウム
	浸潤性下剤		ジオクチルソジウムスルホサクシネート・カサンスラノール
	食物繊維性下剤		サイリウム
刺激性下剤	小腸刺激性下剤		ヒマシ油
	大腸刺激性下剤	アントラキノン系誘導体	センノシドA・B
		ジフェニール系誘導体	ピコスルファートナトリウム水和物
		その他	ビサコジル/炭酸水素ナトリウム・無機リン酸二水素ナトリウム
クロライドチャネルアクチベーター			ルビプロストン
消化管運動機能改善薬			モサプリド
生薬			サンショウなど
プロバイオティクス			ラクトバチルス,ビフィドバクテリウムなど
その他			マルツエキス液/クエン酸マグネシウム/グリセリン浣腸など

1. 便秘薬の適応疾患

　慢性便秘症に対するエビデンスが最も豊富な薬剤はポリエチレングリコール（polyethylene glycol：PEG）である。20研究2,233人の成人を対象としたシステマティックレビューでは，PEG3350はプラセボと比較して1.98回/週ほど排便回数を増やしている[1]。治療必要数（number need to treat：NNT）は3人とされ，およそ8～24週間の使用で効果が現れるとされている。米国消化器病学会（American College of Gastroenterology：ACG）からも「Strong recommendation, high-quality evidence」と評されている[2]。しかしながら，わが国でのPEG（ニフレック®，PEG4000含有）の適応は「大腸内視鏡検査，バリウム注腸X線造影検査および大腸手術時の前処置における腸管内容物の排除」のみであり，慢性便秘症には用いることができない歯がゆさがある。

　同じく浸透圧性下剤であるラクツロースは24～48時間ほどの短時間で効果を体感できる。近年の報告は主にPEG3350との比較試験が多く，プラセボとの比較試験は1968年にまでさかのぼる[3]。個々のエビデンスの質は低いものの，10～20g/日を用いた際のNNTは4人ほどであり，ACGも使用を強く推奨している[2]。わが国では小児の便秘症への適応はあるものの，成人では高アンモニア血症に伴う精神神経障害等の改善の適応のみで（産婦人科での術後排ガス・排便への適応があるが），慢性便秘症には使えない。同効薬のソルビトールはラクツロースと比較して排便促進効果や薬剤コストがほぼ同等であるとの報告もある[4]。

　刺激性下剤のピコスルファートナトリウム水和物内滴薬，ビサコジルの経口薬は4週間の使用で対プラセボ比較において排便回数がそれぞれ1.7回/週，3.3回/週ほど増加する。NNTはともに3である[5][6]。なお，ビサコジルの剤形はわが国の医療用医薬品と

しては坐薬のみであるが，OTC医薬品では内服薬も存在する．

　また，医療用医薬品ではなくサプリメントとして国内にも流通している食物繊維性下剤のサイリウムにもエビデンスは存在する．その質はそこまで高くはないが，慢性便秘症に関する6つのプラセボ対照RCTのシステマティックレビューでは排便が0.9回/週ほど増えたという報告がある[7]．NNTも2人と，医療用医薬品と比較しても遜色はない．膨張性下剤のポリカルボフィルカルシウムは1980年代にサイリウムとの比較試験の報告が多く，その効果は同程度であるとのレビューがある[8]．

　意外なことかもしれないが，プロバイオティクスにも4週間前後の投与により1.3回/週ほどの排便回数増加効果があるとの報告がある[9]．ただし個々の研究間の異質性が高く，結果を鵜呑みにするわけにはいかないが，整腸薬を用いることを全否定するほどのものでもない．

　約30年ぶりに登場した新しい下剤であるルビプロストンも早くもエビデンスが蓄積されている．4週間の投与により自発排便回数は2.2回/週ほど増加する[10]．早ければ48時間以内に排便が誘発され，NNTはおよそ4人である．

　わが国で汎用される下剤にパンテチン/酸化マグネシウムの併用やセンノシドが挙げられるが，それらの効果を検証したRCTは存在しない．かつ，他の薬剤と比較してその使用を積極的には推奨しないというレビューも出ている[11]．カルメロースナトリウムに関しても便秘症に対する臨床試験は見つけられなかった．ジオクチルソジウムスルホサクシネート，モサプリドクエン酸塩水和物，クエン酸マグネシウム，マルツエキス，漢方薬，ヒマシ油についてもほぼ同様である．またグリセリンなどの浣腸治療も慢性便秘症への効果は一貫しておらず，根拠として不十分である．

2. 便秘薬の不適切使用

1) 便秘薬の副作用

　　酸化マグネシウムは2013年の時点で約1,000万人が使用していると言われている。それほど頻用される薬剤であるが，これまでに高マグネシウム血症の副作用報告（4例の死亡を含む29例）があり，2015年10月には添付文書も追記の改訂がなされた[12]。初期症状としては嘔吐，徐脈，筋力低下，傾眠が挙げられ，その頻度は加齢や心・腎機能低下，高度便秘症で増すと言われている。また，活性型ビタミンD_3製剤と併用すると腸管でのマグネシウムの吸収が促進され，高マグネシウム血症を発症した症例もわが国で報告されている[13]。

　アントラキノン系の刺激性下剤（センナ，大黄，アロエなど）の長期使用（9カ月以上）により，大腸粘膜上皮細胞のアポトーシスが引き起こされる。さらにマクロファージがリポフスチンを貪食した結果，大腸粘膜が黒変する。この大腸（偽）メラノーシスはよく知られている害であり，これが大腸腺腫症や大腸がん発症のリスク増につながるかもしれないという報告がある[14]。しかし，近年になってそれを否定する結果も報告されており[15]，現時点ではこのクラスの薬剤を長期に使用することで大腸がんが増えるかどうかは明らかではない。

　　ビサコジルによる虚血性大腸炎発症の症例が海外で報告されている[16]。わが国では大腸X線検査前の前処置目的でジフェニール系誘導体であるピコスルファートナトリウム水和物を使用した際に，同様の症例が報告されている[17]。

　　ルビプロストンの副作用としては吐き気や下痢などであるが，重要なのはその頻度である。ACGガイドライン2014年版ではなんとNNH（number need to harm）がNNTと同じ4人であると

されており「効果は高いが副作用も同程度の頻度で起こるかもしれない薬剤」と記憶してもよいだろう。

2) その他の薬剤の副作用

ラクツロースの一般的な有害事象には，鼓腸，腹痛，吐き気，下痢や頭痛がある。また，乳児では脱水と低ナトリウム血症が挙げられる。

炭酸水素ナトリウム坐薬の有害事象には肛門直上に軽い違和感・熱感，副交感神経刺激症状（迷走神経反射）による気分不快，冷や汗，徐脈，低血圧，失神などがある。

便秘治療の漢方薬に含まれる大黄では子宮収縮作用および骨盤内臓器の充血作用があり，早期流産の危険が増すかもしれない。甘草では偽アルドステロン症がよく知られている。

いずれも，添付文書／インタビューフォームを超えるような具体的な有害事象の頻度・発症予測に関しての統一された見解は現時点ではないようである。

どのように便秘薬を中止するか

エビデンスで示された治療期間はおおむね短期間（数日〜数週間）であり，それを超える長期にわたって薬剤を使用することのメリットは正直よくわかっていません。よって，下剤をそもそも定期服用している患者では，なぜそういった服用をするかの確認から始めましょう。

「また便秘になると困る」という不安から患者は予防的に薬を飲みたがるのかもしれません。けれど，下剤は対症療法の薬であり，決して予防効果が証明されているわけではありません。困ったときに使って排便できれば問題ないと筆者は愚考しています。このあたり

を患者・家族と医療者の間で共有する習慣をつけてもよいのかと思います。

　先に示した通り，サイリウムをはじめとする水溶性，または難溶性の食物繊維の摂取（25g/日以上を推奨）によって便通は改善されます。近年ではプルーン（プラムを乾燥させたもの）の摂取（100g/日）はサイリウムよりも排便回数増加において優れているという報告があります[18]。

　また，毎日決まった時間，特に朝食後に便意があってもなくてもトイレに行く習慣をつけるよう，患者にアドバイスしましょう。その際は洋式便座では前屈みに座る（ロダンの「考える人」像のように）と直腸肛門角が130°前後になり，最も便が出やすくなります。

　他にも排便に関する非薬物療法のエビデンスが蓄積されつつあります。便秘は生活習慣病のひとつという意見も散見されます。薬だけ中止して再発することの不安だけを患者に抱えさせるのはよくありません。食事を含む生活習慣の見直しと的確な助言ができるようになりましょう。

　なお，今回は主に慢性便秘症に関する各種治療法の特徴と問題点・改善点について概説しました。

　このほかにもたとえば緩和療法を受けている患者のオピオイド誘発性便秘についても，その対処法に関するエビデンスは豊富にあります。そちらも読者の皆さまは自ら進んで学びを深めてほしいと筆者は願っております。

まとめ

便秘とは非常に主観的な指標であり，同時に薬などによる排便効果もまた然りであり，なかなかに一般化は難しい領域である。よって，「エビデンスがある＝有効である」または「エビデンスがない＝有効ではない」と考えるのもまた早計である。排便は生活の重要な一部であり，それを維持するのは薬ではなく生活習慣である。それを肝に銘じて，各種治療方法のエビデンスを十分に吟味しながら目の前の患者1人ひとりに合った治療戦略を立てられるようになろう。

参考文献

1) Belsey JD, et al：Int J Clin Pract. 2010；64(7)：944-55.
2) Ford AC, et al：Am J Gastroenterol. 2014；109(Suppl 1)：S2-26.
3) Wesselius-De Casparis A, et al：Gut. 1968；9(1)：84-6.
4) Lederle FA, et al：Am J Med. 1990；89(5)：597-601.
5) Mueller-Lissner S, et al：Am J Gastroenterol. 2010；105(4)：897-903.
6) Kamm MA, et al：Clin Gastroenterol Hepatol. 2011；9(7)：577-83.
7) Suares NC, et al：Aliment Pharmacol Ther. 2011；33(8)：895-901.
8) Fleming V, et al：Am J Geriatr Pharmacother. 2010；8(6)：514-50.
9) Dimidi E, et al：Am J Clin Nutr. 2014；100(4)：1075-84.
10) Johanson JF, et al：Am J Gastroenterol. 2008；103(1)：170-7.
11) Wald A：JAMA. 2016；315(2)：214.
12) 厚生労働省：医薬品・医療機器等安全性情報. No.328. 2015. [https://www.pmda.go.jp/files/000208517.pdf]
13) 花田　繁：Medicina. 2010；47(6)：1060-2.
14) Siegers CP, et al：Gut. 1993；34(8)：1099-101.
15) Nusko G, et al：Gut. 2000；46(5)：651-5.
16) Ajani S, et al：BMJ Case Rep. 2012；25：2012.
17) 月岡佳久, 他：消内視鏡の進歩. 1995；47：109-12.
18) Lever E, et al：Aliment Pharmacol Ther. 2014；40(7)：750-8.

2章 よくある処方／止めにくい薬

サプリメント

青島周一

❓ サプリメント とは

　サプリメントとは「dietary supplement」の訳語であり，わが国では健康食品と同じ意味で用いられることが多い．法律上の定義はなく，ビタミン，ミネラル，ハーブ類や生薬など健康の保持および増進に資する食品として販売・利用されるもの全般を指していると言えよう．このように，サプリメントという言葉は非常に多義的ではあるが，本項ではビタミン・ミネラルサプリメントを中心に議論する．とはいえ基本的な考え方は，他のサプリメント（あるいは健康食品）にも適用できるであろう．

1. サプリメントの利用状況

　サプリメントの利用状況について，内閣府・消費者委員会により2012年に『消費者の「健康食品」の利用に関する実態調査』[1]が報告されている．この調査では「健康食品」という表記を用いているが，利用状態を把握する上で，本項で言うところのサプリメントと解釈して大きな誤りはないはずだ．予備調査として30,000人を対象に健康食品の利用状況を調査したところ，消費者の約6割が健康食品を利用しており，50代以上の約3割が健康食品をほぼ毎日利用していることがわかった（**表1**）．

　また，20～79歳までの健康食品利用者10,000人を対象とした本調査では，約6割の利用者がおおむね満足しているという結果であった．さらに約5割の利用者が2種類以上のサプリメントを利用しており，年齢が上

がるほど，複数のサプリメントを利用する割合が増える傾向があることが示されている(表2)。

　加齢とともに併用数が増加傾向にあるのは，なにがしかの健康への不安，そういった利用者の思いがあるのかもしれない。実際，健康食品を利用する目的は疾病の予防，健康の増進といった項目が上位を占める(図1)。

　さらに肥満や生活習慣病などを有する人で健康食品の併用数が高いこと

表1 健康食品の利用状況

	ほぼ毎日利用	たまに利用	以前利用	利用経験なし
消費者全体	26.2	32.3	16.5	25.0
男性	22.6	31.5	16.2	29.8
女性	29.7	33.2	16.7	20.4
20歳代	16.8	39.4	17.0	26.7
30歳代	20.9	36.9	18.6	23.7
40歳代	24.6	33.1	18.1	24.2
50歳代	30.1	31.0	15.8	23.2
60歳代・70歳代	32.2	26.9	14.5	26.4

(単位：%)　　　　　　　　　　　　　　　　　　　　(文献1より引用)

表2 健康食品の併用状況

	1種類	2〜3種類	5種類以上	サプリメントを利用していない
全体	31.8	43.4	5.5	19.4
20歳代	33.9	31.8	4.2	30.3
30歳代	32.2	42.1	4.1	21.6
40歳代	31.3	42.8	5.5	20.4
50歳代	29.0	46.0	7.3	17.8
60歳代	32.4	46.4	5.4	15.8
70歳代	33.5	48.3	6.4	11.7

(単位：%)　　　　　　　　　　　　　　　　　　　　(文献1より引用)

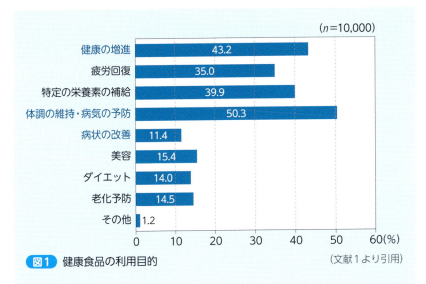

図1 健康食品の利用目的　　　　　　　　　　　（文献1より引用）

が示されている。この調査から明らかになるのは，健康食品，つまりサプリメントを摂取している人は，潜在的にかなり多く，その利用状況は高齢になるほど複数併用する傾向にあり，背景には健康への関心があること，さらにこのような実態が医療者にあまり確認されていないということであろう。

2. サプリメントへの関心は，どこからうまれたのか

「ビタミン」という記号（言葉）が我々の認識に与えるのは，多くの場合で"健康に必要不可欠"，"体に良い"，"病気を予防する"などのポジティブな印象である。確かにビタミンが不足すれば，生命を維持するのに必要な生化学的な代謝反応は円滑に進まず，何らかの臨床症状が高確率で現れるだろう。

人類の歴史において，国家レベルの貧困などの経済要因，あるいは戦争などの社会背景から，必要栄養素を満足に摂取できなかった時代もあり，そういった危機的な状況において，ビタミンやミネラルが健康的な生活に必要不可欠であるという認識がより強まったのかもしれない。しかし現代日本は飽食の時代である。厚生労働省「平成26年　国民健康・栄養調査」[2]

および「日本人の食事摂取基準(2015年版)」[3]に基づいて考察すれば，ビタミン，ミネラル類の摂取量が極端に低いとは言えない。つまり，現代人においてサプリメントの摂取を必要とするような栄養欠乏状態にある人はそう多くはないということだ。しかし，メディア等からよく耳にする「不足がちなビタミン」というようなフレーズに対して，我々の共通了解が得られやすいのもまた事実であろう。そこには"ビタミンは不足するものである"という強固な信念の存在が垣間見える。

また，基礎医学が発展していく中で，健康保持におけるビタミンやミネラルの物質としての役割が同定されていくようになった。臨床効果はどうあれ，ビタミンやミネラルの生物学的役割，薬理学的作用機序が解明され，それを科学的知見として社会がポジティブに受け入れてきた現実がある。1990年代，著名な科学者たちは強くビタミンやサプリメントの使用を提唱した。その中でもノーベル賞を2度受賞した米国の化学者Linus Pauling (1901〜1994年)が世の中に与えたインパクトは大きい。

Paulingは1954年にノーベル化学賞，1962年にノーベル平和賞と，単独でノーベル賞を2度受賞した数少ない人物であり，20世紀における最も偉大な科学者のひとりとして広く認められている。彼はまた，ビタミンCが，がんを予防し，がん患者の余命を延伸させると信じていた。

1976年，PaulingとCameronは末期がん患者100人にビタミンCを投与し，ビタミンCの投与を受けなかった末期がん患者1,000人と比較したところ，ビタミンCを投与した患者群では余命が4.2倍長かったことを報告した(図2)[4]。

この報告では，ビタミンC投与群と比較対照群はランダム化されておらず，生存期間の延伸がビタミンC投与による効果なのか，それとも患者背景の違いによるものなのか判別できないなど，研究妥当性の低さが指摘されていた。つまり比較対照群1,000人に生命予後がかなり悪いと想定される集団を設定してしまえば，ビタミンC投与群の生存期間は相対的に長くなる，というわけだ。その後に実施された二重盲検ランダム化比較試験で

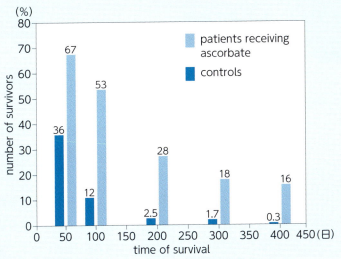

図2 ビタミンC投与群と非投与群における生存期間と生存割合

(文献4より引用)

は有効性は示されなかった[5)6)]。

　Paulingの死後10年以上を経た2006年においても，カナダ内科学会誌に，がん患者に対するビタミンC療法の有用性を示唆した3例の症例報告が掲載され，がん治療における高用量ビタミンC療法を再評価する必要性が訴えられている[7)]。もちろん，この症例報告でビタミンC投与とがん患者の生命予後改善に対する因果を決定づけることは不可能である。症例報告はそもそも自然経過なのか，薬剤効果なのか，その区別を判別できないからだ。高用量ビタミンCの投与はシュウ酸カルシウムによる急性腎不全などの有害アウトカムすら報告[8)]されており，また先にも述べた通り二重盲検ランダム化比較試験でその有用性は否定されている。しかしながら，今日においても，ビタミンCががん治療に有用であるという信憑性を与え続けているという事実は否定できまい。高用量ビタミンCのがんに対する有効性・安全性について，これ以上詳しく述べるつもりはないが，気になる読者は，参考文献9を読むとよいだろう。

1. サプリメントの適応疾患

1) 適応

　明確な適応疾患を定義することは難しいが，多くのサプリメントは健康増進を期待して利用されることは，冒頭紹介した『消費者の「健康食品」の利用に関する実態調査』[1]でも明らかである。では，具体的にその予後改善に対する臨床効果はどの程度なのだろうか。そういった議論は，ある種のイデオロギーと化したサプリメントへの常識的価値観や，バリエーションに富んだ宣伝広告の背後で，あまり注目されることはないように思える。つまりサプリメントは程度の差はあれ "健康に良く，安全性が高い" という前提が存在するのではないか。しかし，論文情報を紐解いてみると，サプリメントの有効性・安全性を検討した報告は，健康食品の宣伝・広告のバリエーションより多いかもしれないし，そこで浮き彫りとなるのはある種の衝撃である。

2) 効果のエビデンス

① ランダム化比較試験

　サプリメントに関する歴史的論文は1994年に報告されたAlpha-Tocopherol Beta-Carotene Cancer Prevention（ATBC）研究[10]であろう。この研究は50～69歳の喫煙男性29,133人を対象とした二重盲検ランダム化比較試験である。α-トコフェロール50mg/日の投与，あるいはβカロテン20mg/日の投与，または両者の併用と，プラセボが比較され，肺がん発症が検討された。その結果，α-トコフェロール群では肺がん発症は同等であったが，βカロテン群では肺がん発症のみならず，総死亡も有意に多いという衝撃の結果になっている。

　以降，多数のランダム化比較試験が報告されているが，その

結果の多くはポジティブではない（**表3**）[11]。

② メタ分析

これまで報告されているランダム化比較試験のメタ分析についても同様の結果である（**表4**）。

表3 サプリメントの有効性を検討した代表的なランダム化比較試験

報告年	PMID（※）	対象症例	主要な結果
1993年	8360931	40～69歳の29,548人	βカロテン・ビタミンE・セレンの組み合わせで，死亡が9%，がん死亡が13%減少する
1994年	8127329	50～69歳の喫煙している男性29,133人	αトコフェロールは肺がんリスクに関与せず。βカロテンで肺がんが18%，死亡が8%増加
1996年	8602180	喫煙者，過去の喫煙者，アスベスト曝露労働者18,314人	βカロテン，レチノール摂取群で肺がんが28%増加，死亡が17%増加
1996年	8602179	40～84歳の男性医師22,071人	βカロテン投与で心血管疾患死亡，総死亡等へ有効性示されず
1999年 2005年	10601381／15998891	45歳以上の健常女性39,867人	ビタミンE，βカロテンの投与で心血管疾患，がん，死亡に有効性を認めず
2005年	15800922	男性5,141人	ビタミンC，ビタミンE，βカロテン，セレン，亜鉛の投与で前立腺がんが減少傾向
2006年	16481636	閉経後女性36,282人	カルシウム，ビタミンDの投与は大腸がんへの有効性を認めず
2008年 2009年	18997197／19066368	50歳以上の男性医師14,641人	ビタミンE，Cの投与で心血管イベント，前立腺がん，がん発症への有効性示されず
2009年 2011年	19066370／21990298	前立腺がんのない男性35,533人	セレン，ビタミンEの投与で前立腺がんが17%増加

※PMIDとは医学論文データベース「PubMed」が各論文に割り振っているID番号である。PubMedの検索ボックスにこのID番号を入れ，検索を実行すれば，その論文抄録にアクセスできる

（文献11より作成）

表4 サプリメントの有効性を検討した主なメタ分析

報告年	PMID	解析対象	主要な結果
2007年	17327526	68研究 (232,606人)	βカロテン,ビタミンA,ビタミンEで死亡増加
2010年	20937919	8研究 (37,485人)	心血管疾患に対する葉酸の有効性示されず
2011年	21505219	9研究 (28,072人)	カルシウム単独またはビタミンDの併用投与で,心筋梗塞または脳卒中が多い
2013年	23335472	50研究 (294,478人)	心血管疾患に対するビタミンサプリメントや抗酸化サプリメントの有効性示されず

　2013年に報告された米国予防医学専門委員会(U.S. Preventive Services Task Force)によるシステマティックレビュー[12)]においても,プラセボや治療なしと比べた各種ビタミンサプリメントに明確な効果は示されていない。この解析で示された各サプリメントのプラセボに対するRRと95％CIは表5の通りである。

③観察研究

　観察研究でも同様の結果となっている。平均61.1歳の女性38,772人対象に,ビタミン,ミネラルサプリメントの有効性を検討したコホート研究[13)]では,平均19.0年の追跡で,マルチビタミンの使用は,死亡リスクをわずかではあるが,有意に上昇させるという衝撃的な結果であった(HR 1.06, 95％CI 1.02〜1.10)。またビタミンB_6サプリメントや葉酸サプリメントでも死亡リスクの有意な上昇を認めている(表6)。死亡リスクが増加するかどうかはともかく,少なくとも健康に良い,というような結果は明確に示されていないことは確かであろう。

表5 USPSTFのシステマティックレビューで示されたサプリメントの効果

サプリメント	総死亡	心血管疾患	がん
マルチビタミン	0.95 (0.89〜1.01)	1.02 (0.94〜1.10)	0.94 (0.89〜1.00)
βカロテン	1.05 (1.02〜1.08)	1.01 (0.93〜1.09)	0.98 (0.92〜1.05)
ビタミンE	1.01 (0.98〜1.04)	0.97 (0.92〜1.03)	1.03 (0.99〜1.08)
セレン	0.97 (0.88〜1.08)	1.03 (0.95〜1.11)	0.99 (0.92〜1.06)
ビタミンA	1.15 (0.81〜1.65)	−	−
ビタミンC	1.06 (0.97〜1.16)	0.99 (0.89〜1.10)	1.00 (0.92〜1.09)
葉酸	0.52 (0.24〜1.10)	−	1.65 (1.09〜2.51)
ビタミンD	0.94 (0.87〜1.01)	0.94 (0.87〜1.02)	1.05 (0.94〜1.18)
カルシウム	1.04 (0.96〜1.12)	1.09 (0.75〜1.60)	1.03 (0.90〜1.17)
ビタミンD＋Ca	0.92 (0.83〜1.01)	1.01 (0.95〜1.07)	0.98 (0.91〜1.04)

(文献 12 より作成)

どのようにサプリメントを中止するか

1) そもそも減らせばよいのか？

サプリメントが"健康に良い"というイメージとは対照的に，その医学的な実効性はかなりあいまいです．当然ながら例外はあり，一部のケースにおいては有用かもしれません．特に妊娠中の葉酸やビタミンD，鉄サプリメントの摂取は周産期アウトカムの改善に寄与することもあるでしょう[14)〜16)]．また一方で，薬物相互作用や有害事象報告を有するサプリメントが存在するもの事実です．当然ながら規定の用法・用量を超えた過量摂取では有害事象リスクが懸念されるでしょう．しかしながら，通常量を摂取している限り，多くの場合でサプリメントの有効性・安全性は，否定されるものでもなければ，肯定されるものでもありません．端的に言えば"医学的にはどうでもいい存在"です．どうでもいいと言うと，やや投げやりに思われるかもしれませんが，それは臨床判断の多様性を意味します．

表6 各種サプリメントの効果（コホート研究）

サプリメント	cases／total 使用者	cases／total 非使用者	調整ハザード比 [HR95%CI]
マルチビタミン	5,218／12,769	10,161／25,474	1.06（1.02〜1.10）
ビタミンA	1,159／2,483	13,694／34,263	1.06（0.99〜1.13）
βカロテン	149／378	15,445／38,394	1.10（0.93〜1.30）
ビタミンB_6	530／1,269	15,064／37,503	1.10（1.01〜1.21）
葉酸	220／509	15,374／38,263	1.15（1.00〜1.32）
ビタミンB複合体	1,199／3,174	14,395／35,598	1.00（0.94〜1.06）
ビタミンC	4,293／10,905	10,812／26,806	1.01（0.97〜1.05）
ビタミンD	1,575／4,082	13,327／33,105	1.00（0.95〜1.06）
ビタミンE	2,125／5,403	12,771／31,177	1.01（0.96〜1.05）
カルシウム	6,454／17,428	8,847／20,735	0.91（0.88〜0.94）
銅	108／229	15,486／38,543	1.45（1.20〜1.75）
鉄	1,117／2,738	13,801／34,443	1.10（1.03〜1.17）
マグネシウム	568／1,410	15,026／37,362	1.08（1.01〜1.15）
セレン	490／1,251	14,328／35,788	1.09（0.99〜1.19）
亜鉛	1,064／2,635	13,790／34,398	1.08（1.01〜1.15）

（文献13より引用）

　つまり，目の前の患者がサプリメントにどれだけ関心があるのか，その関心の度合いに応じて，摂取を肯定したり，否定することができるということにほかなりません。サプリメントを継続すべきか否かは，患者の関心に任せておけばよい，というような選択肢が付け加えられるという意味で臨床判断が多様になるということです。サプリメントの減らし方を模索する必要性はそれほど高くはないと言えるかもしれません。

　とはいえ，健康食品にあまり関心がないけれども，なんとなく摂取しているという人には，"バランスの良い食事"というものに代替

していく提案がよいかもしれません。そもそも，おいしく栄養を摂取できるほうが，多くの場合で生きる楽しみが増えるのではないでしょうか。料理をするのが"めんどうくさい"というのもまた事実ではありますが，お金をかけて，無味無臭なサプリメント（時にまずい……）を摂取するよりも，同額のコストでおいしいものを食べたほうがよいかもしれませんし，そのお金で温泉旅行にでも行ったほうがよいという考え方は割と合理的のように思います。

2) "バランスの良い食事"の効果

　主食，副菜，主菜，牛乳・乳製品，果実の5つのカテゴリについて，1日にどれくらい摂取するのが望ましいのか，わかりやすくまとめた「食事バランスガイド」[17]というものがあります（詳細は文献17を参照ください）。これは平成12年に策定され厚生労働省および農林水産省が平成17年6月に決定したものです。

　この「食事バランスガイド」を遵守した生活習慣と，死亡リスクの関連を検討したコホート研究[18]が報告されています。この研究は，がん，脳卒中，虚血性心疾患の既往を有さない45〜75歳の日本人79,594人が対象となりました。アンケート調査に基づき，食事バランスガイドの遵守状況を70点満点で評価（点数が高いほど遵守している）し，その点数により遵守レベルが低いグループから高いグループまで4グループに分け，約15年間追跡調査しています。

　その結果，一番遵守レベルが低かったグループ（レベル1）に比べて，一番遵守レベルが高かったグループ（レベル4）では死亡のリスクが15％，心血管死亡が16％，脳卒中による死亡が22％，有意に低下することが示されました（**表7**）。

　当然ながら，食習慣に気をつけている人はもともと健康意識が高い可能性があります。たとえば，ワクチン接種や検診など予防医療を積極的に受けていたり，あるいは，こういった人こそ，サプリメ

表7 食事バランスガイドの遵守レベルと各アウトカム (HR 95% CI)

遵守レベル	総死亡	心血管疾患死亡	脳血管疾患死亡
1	1.00 (基準)	1.00 (基準)	1.00 (基準)
2	0.92 (0.87〜0.97)	0.97 (0.87〜1.07)	0.97 (0.82〜1.15)
3	0.88 (0.83〜0.93)	0.86 (0.77〜0.97)	0.81 (0.68〜0.98)
4	0.85 (0.79〜0.91)	0.84 (0.73〜0.96)	0.78 (0.63〜0.97)

(文献18より作成)

ントを大量に摂取しているかもしれません。そういったことを考慮すれば，この研究結果はバランスの良い食事と死亡リスク低下の因果関係を決定づけるものではないかもしれません。

　しかし，サプリメントを半ば強迫的に摂取している人に対して，食事バランスの適正化が健康的な生活維持に重要な要素であるという情報は，その強迫観念からほんの少し自由になれる可能性があるとは言えないでしょうか。それとも食事に気をつけなければならない，という新たな強迫観念に見舞われてしまうでしょうか。何はともあれ，現代日本で平均的な生活をする限りにおいては，サプリメントを積極的に摂取する必要が低いということは大きな誤りではないでしょう。

まとめ

　日本人において，サプリメントを積極的に摂取する臨床的意義はそれほど大きくはない。しかしながら，現代社会という枠組みの中で，サプリメントという言葉に"健康に良い"というポジティブな価値が付着されていることは明確に否定できないだろう。"抗酸化作用"のような言葉に代表されるように，サプリメントの効果というよりは言葉そのものが，健康に資するとい

う信憑性を与え続けている．サプリメントを摂取する「人」が問題なのではない．そういった価値を付着させてしまう「問題」が問題なのだ．サプリメント，あるいはもっと控えめに言って"ビタミン"，"ミネラル"という記号に宿る意味は，一体誰が編み上げたものなのか，もう一度よく考える必要があろう．

参考文献

1) 内閣府：消費者の「健康食品」の利用に関する実態調査（アンケート調査）．[http://www.cao.go.jp/consumer/doc/20120605_chousa_houkoku.pdf]
2) 厚生労働省：平成26年 国民健康・栄養調査結果の概要．[http://www.mhlw.go.jp/file/04-Houdouhappyou-10904750-Kenkoukyoku-Gantaisakukenkouzoushinka/0000117311.pdf]
3) 厚生労働省：日本人の食事摂取基準（2015年版）の概要．[http://www.mhlw.go.jp/file/04-Houdouhappyou-10904750-Kenkoukyoku-Gantaisakukenkouzoushinka/0000041955.pdf]
4) Cameron E, et al：Proc Natl Acad Sci USA. 1976；73(10)：3685-9.
5) Creagan ET, et al：N Engl J Med. 1979；301(13)：687-90.
6) Moertel CG, et al：N Engl J Med. 1985；312(3)：137-41.
7) Padayatty SJ, et al：CMAJ. 2006；174(7)：937-42.
8) Lawton JM, et al：Arch Intern Med. 1985；145(5)：950-1.
9) Wilson MK, et al：Asia Pac J Clin Oncol. 2014；10(1)：22-37.
10) The Alpha-Tocopherol Beta Carotene Cancer Prevention Study Group：N Engl J Med. 1994；330(15)：1029-35.
11) Kamangar F, et al：Int J Prev Med. 2012；3(3)：221-6.
12) Fortmann SP, et al：Ann Intern Med. 2013；159(12)：824-34.
13) Mursu J, et al：Arch Intern Med. 2011；171(18)：1625-33.
14) De-Regil LM, et al：Cochrane Database Syst Rev. 2015；(12)：CD007950.
15) De-Regil LM, et al：Cochrane Database Syst Rev. 2016；(1)：CD008873.
16) Peña-Rosas JP, et al：Cochrane Database Syst Rev. 2015；(7)：CD004736.
17) 農林水産省：食事バランスガイド．[http://www.maff.go.jp/j/balance_guide/kakudaizu.html]
18) Kurotani K, et al：BMJ. 22；352：i1209.

2章 よくある処方／止めにくい薬

頻尿治療薬

青島周一

❓ 頻尿治療薬 とは

　排尿障害を呈する代表的な疾患に過活動膀胱 (overactive bladder) と前立腺肥大症 (benign enlarged prostate) があるが，後者は排尿困難を主体とする疾患であり，日本老年医学会の「高齢者の安全な薬物療法ガイドライン2015」[1]においては，その治療薬が「開始を考慮すべき薬剤リスト」に該当している。一方で頻尿症状を主体とするのは過活動膀胱である。その代表的な治療薬であるムスカリン受容体拮抗薬は，同ガイドラインの「特に慎重な投与を要する薬剤リスト」に該当している。つまり，頻尿治療薬をめぐるポリファーマシーへの関わりにおいては，過活動膀胱に用いる薬剤が主題になることが多いように思える。したがって本項では，過活動膀胱に対するムスカリン受容体拮抗薬を中心に，高齢者における薬剤のリスク／ベネフィットについて述べ，その上で，薬物治療継続可否の価値判断について考察する。

過活動膀胱の疫学と病態生理

　過活動膀胱は高齢者診療において決してめずらしい疾患ではない。40歳以上の男女10,096人 (有効回答4,570件，平均年齢61歳) を対象とした横断調査[2]が2005年に報告されている。この調査によれば日本人における過活動膀胱の有病割合は12.4%であり，その潜在患者数は810万人と推定されている。また，2013年に報告されたインターネットによる横断調査[3]

では、20歳以上の日本人における過活動膀胱の有病割合は9.3％と報告されており、同研究では加齢とともに有病割合が増加する傾向が示されている。

過活動膀胱とは「尿意切迫感を有し、通常は頻尿および夜間頻尿を伴い、切迫性尿失禁を伴うこともあれば伴わないこともある状態」と定義される排尿障害であり、2002年に国際禁制学会（International Continence Society：ICS）が提唱した疾患概念である[4]。過活動膀胱における頻尿症状は、排尿サイクルの蓄尿期における排尿筋（膀胱平滑筋）の不随意収縮が主な要因であり、この不随意収縮は、膀胱のムスカリン受容体へのアセチルコリンによる誘発性刺激によって惹起される。ムスカリン受容体はM_1〜M_5の5つのサブタイプに分類[5]されるが、排尿筋にはM_2とM_3受容体が多く存在し、排尿筋収縮のために最も重要と考えられているのはM_3受容体である[6,7]。

アセチルコリンがM_3受容体に結合すると、細胞内へのカルシウム流入が増加、またRhoキナーゼおよびプロテインキナーゼC（protein kinase C：PKC）が活性化され、これらの機序を介して排尿筋が収縮する。M_2受容体の機能的役割については不明な部分が多いものの、アセチルコリンがM_2受容体に結合すると、サイクリックAMPの産生を阻害することで、間接的に収縮を誘発すると考えられている。一方ノルアドレナリンはβ_3受容体を刺激することで排尿筋を弛緩させる（図1）[8]。

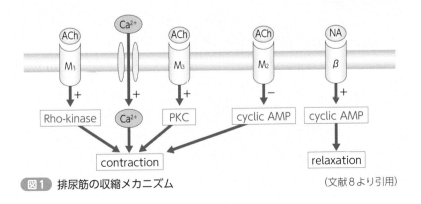

図1 排尿筋の収縮メカニズム　　　　　（文献8より引用）

したがって，過活動膀胱の薬物治療は，排尿筋の収縮を抑制する作用を有するムスカリン受容体拮抗薬や，β_3受容体作動薬（ミラベグロン）が主軸となる。なお，過活動膀胱に用いる抗コリン薬について，日本老年医学会の「高齢者の安全な薬物療法ガイドライン2015」[1]ではムスカリン受容体拮抗薬と表記しており，本項でもそれに準じる。

1. 頻尿治療薬の適応疾患

1）適応

従来，頻尿，尿失禁などに対する病名は神経因性膀胱，神経性頻尿，不安定膀胱，膀胱刺激状態（慢性膀胱炎，慢性前立腺炎）等が用いられていたが，過活動膀胱という疾患概念の誕生が，新規にムスカリン受容体拮抗薬やβ_3受容体作動薬の承認を促したと言っても過言ではない。つまりムスカリン受容体拮抗薬の適応疾患が過活動膀胱，というよりは，過活動膀胱という疾患概念がムスカリン受容体拮抗薬やβ_3受容体作動薬というあらたな薬剤カテゴリを生み出したと言えよう。

2）効果のエビデンス

①ムスカリン受容体拮抗薬

過活動膀胱に対する薬物治療において，ムスカリン受容体拮抗薬は第一選択薬としてほぼ確立していると言える。61研究のメタ分析[9]によれば，プラセボもしくは無治療に比べて，症状の改善もしくは治癒が多く（RR 1.39，95％CI 1.28～1.51），24時間の尿漏れエピソードが少なく（平均差 －0.54，95％CI －0.67～－0.41），24時間の排尿回数も少ない（平均差 －0.69，95％CI －0.84～－0.54）。

とはいえ，過活動膀胱に対する有意な治療効果はプラセボでも示されている[10]。ムスカリン受容体拮抗薬の実効性は，薬理学的作用機序から受けるイメージよりも控えめであり，得られている効果のうちプラセボ効果が占める割合は我々の想像よりも大きいのかもしれない[11]。

各種ムスカリン受容体拮抗薬のうち，どの薬剤の有効性が一番優れているのだろうか。86研究のシステマティックレビュー（解析対象31,249人）[12]によれば，QOLを含む泌尿器症状について酒石酸トルテロジン，オキシブチニン塩酸塩よりもフェソテロジンフマル酸塩，コハク酸ソリフェナシンで優れている可能性が示されている。またイミダフェナシンについては，ランダム化比較試験5研究のメタ分析（解析対象1,428人）[13]によれば，泌尿器症状に対する有効性はプロピベリン塩酸塩，コハク酸ソリフェナシンと同等である。つまり，有効性の観点からすれば，コハク酸ソリフェナシン，フェソテロジンフマル酸塩，イミダフェナシンはオキシブチニン塩酸塩や酒石酸トルテロジンよりも優れていると考えられる。

② β_3受容体作動薬

過活動膀胱に対するβ_3受容体作動薬，ミラベグロンの有効性は，ムスカリン受容体拮抗薬とほぼ同等と考えてよい[14)15]。後述するが抗コリン薬特有の有害事象である口渇も少なく，その頻度はプラセボと同等と報告されている[16]。また，2,174人の過活動膀胱患者を対象としたランダム化比較試験によれば，ミラベグロン50mgとコハク酸ソリフェナシン5mgの併用療法はコハク酸ソリフェナシン5mgまたは10mgの単独療法よりも排尿症状を有意に改善することが示されている[17]。

現段階ではミラベグロンとコハク酸ソリフェナシンの併用療法に関して，その短期忍容性はソリフェナシン単独療法と同等であ

ると考えられている。コハク酸ソリフェナシン5mgの4週投与で効果不十分であった尿失禁のある過活動膀胱患者を対象に，ミラベグロンの追加投与に関する有効性，安全性を12週にわたり追跡したランダム化比較試験[18]によれば，有害事象の発現率はコハク酸ソリフェナシン5mg，ミラベグロン50mg併用群で35.9％，コハク酸ソリフェナシン5mgまたは10mg単独投与群ではそれぞれ33.1％，39.4％であった。

2. 頻尿治療薬の不適切使用

抗コリン作用を有する薬剤の薬物有害反応（副作用）として口渇，便秘，心臓への影響，認知機能低下などが挙げられる。また薬物有害事象としては肺炎，転倒・骨折リスクなどが挙げられ，これら有害事象の発現メカニズムは，鎮静作用による姿勢制御や嚥下機能への影響などが考えられる。

1）ムスカリン受容体拮抗薬の副作用

①口渇／便秘

口渇については，61研究のメタ分析[9]によると，プラセボもしくは無治療に比べて，ムスカリン受容体拮抗薬全体で約3倍高いことが示されている。特にオキシブチニン塩酸塩，フェソテロジンフマル酸塩でその発現頻度が高く，コハク酸ソリフェナシン，酒石酸トルテロジンでは相対的に少ない[12]。

また便秘の有害反応については，102研究のメタ分析[19]によると，プラセボに比べて，ムスカリン受容体拮抗薬全体で約2倍頻度が高いことが示されており，特にコハク酸ソリフェナシンのリスクが高い（表1）。

過活動膀胱治療におけるムスカリン受容体拮抗薬の有害事象

表1 サプリメントの有効性を検討した主なメタ分析

薬剤名	OR（95％CI）
抗コリン薬全体	2.18（1.82〜2.60）
酒石酸トルテロジン	1.36（1.01〜1.85）
フェソテロジンフマル酸塩	2.07（1.28〜3.35）
オキシブチニン塩酸塩	2.34（1.31〜4.16）
コハク酸ソリフェナシン	3.02（2.37〜3.84）

（文献19より作成）

全般（胃腸，眼，尿路，精神神経，心臓，気道，皮膚に対する各有害事象）をVAS（visual analogue scale：副作用の重症度を0〜10点で評価）スコアを用いて比較検討したネットワークメタ分析[20]によれば，コハク酸ソリフェナシンや酒石酸トルテロジン，フェソテロジンフマル酸塩の有害事象が少なく，オキシブチニン塩酸塩，プロピベリン塩酸塩の有害事象リスクが高い傾向にあることが示されている。また，イミダフェナシンについては，口渇がプロピベリン塩酸塩に比べて少なく（OR 0.73，95％CI 0.54〜0.98），便秘がコハク酸ソリフェナシンに比べて少ない（OR 0.21，95％CI 0.08〜0.53）と報告されている[13]。

以上をふまえると，ムスカリン受容体拮抗薬の口渇や便秘などの有害反応は，オキシブチニン塩酸塩でそのリスクが高いということが一貫しており，相対的にコハク酸ソリフェナシン，酒石酸トルテロジン，イミダフェナシンでリスクが低いと言えるかもしれない。有効性も考慮すれば，イミダフェナシンはリスク/ベネフィットに優れた薬剤のように思える。

②認知機能低下

ムスカリン受容体は，脳内において記憶や学習など高次の機能に関与しており，抗コリン作用を有する薬剤の投与は認知機

能に対する影響が懸念される．実際，抗コリン薬の使用は脳の総皮質減少，側頭葉皮質厚減少，側脳室増大等が報告されている[21]．また，認知症のない65歳以上の3,434人を平均7.3年追跡したコホート研究[22]によれば，ムスカリン受容体拮抗薬や三環系抗うつ薬，第1世代抗ヒスタミン薬など，抗コリン作用を有する薬剤の累積使用量が増加すると，認知症の発症リスクが高まることが示されている．その具体的なリスクは，1種類の抗コリン薬を1年間標準用量で投与すると3年で認知症発症リスクが有意に増加するというものである．

このようにムスカリン受容体拮抗薬では認知機能への影響が問題となるが，この影響は薬剤間で差異があることが示唆されている．ムスカリン受容体拮抗薬と認知機能への影響を検討したレビュー[23]によれば，オキシブチニン塩酸塩では4つのランダム化比較試験において，一貫して認知機能低下が報告されているが，darifenacin hydrobromide（本邦未承認，2017年2月現在）では3つのランダム化比較試験のいずれにおいても報告されていなかったとしている．このような差異を認めるのは脳内のムスカリン受容体に対する親和性の差異によるものと考えられる．

ムスカリン受容体への結合動態を検討した報告[24]によれば，脳に対する膀胱選択性はオキシブチニン塩酸塩で低く，コハク酸ソリフェナシンで高いことが示されており，これは臨床研究で示された結果に矛盾しない．**表2**は脳内における受容体占有率（RO_{50}）と膀胱における薬理活性（ID_{50}）の比を示したもので，比の数値が大きいほど膀胱選択性が高いことを示している．認知機能への影響を考慮すれば，オキシブチニン塩酸塩やプロピベリン塩酸塩の積極的な使用は推奨できないように思える．

表2 脳内における受容体占有率と膀胱における薬理活性の比

brain regions	oxybutynin	propiverine	solifenacin	tolterodine
cerebral cortex	2.1〜2.5	3.8	14.4, 25.8	8.8, 15.1
corpus atriatum	2.7〜3.2	8.9	17.0, 30.4	10.4, 17.9
hippocampus	2.5〜3.0	5.4	11.2, 20.0	9.5, 16.3
amygdala	1.9〜2.3	4.0	8.1, 14.6	6.5, 11.1
thalamus	1.7〜2.0	2.7	19.9, 35.7	6.6, 11.3
hypothalamus	1.4〜1.7	2.2	15.0, 26.9	4.3, 7.3
pons	2.9〜3.4	3.2	26.1, 46.7	3.6, 6.2

(文献24より引用)

2) 抗コリン薬

①肺炎

　ムスカリン受容体拮抗薬に限定した報告ではないが，抗コリン作用を有する薬剤には肺炎発症リスクが報告されている。そのメカニズムについては不明な部分も多いが，口渇の影響や鎮静作用，精神状態の変化が誤嚥性肺炎発症につながっているのではないかと考えられている[25]。Paulらにより2015年に報告された症例対照研究[26]によれば，抗コリン作用を有する薬剤の使用における肺炎発症の調整ORは2.55（95% CI 2.08〜3.13）という結果になっている。またChatterjeeらにより2016年に報告された症例対照研究[27]でも同様に，肺炎発症リスクがOR 1.65（95% CI 1.20〜2.28）と有意に増加することが示されている。

②転倒／骨折

　転倒・骨折リスクについては，一部の抗コリン作用を有する薬剤でリスクを増加させるという研究もあるものの，ムスカリン受容体拮抗薬ではその関連性はあまり明確ではない[28)29]。切迫性尿失禁そのものが転倒および非脊椎・非外傷性骨折の独立したリスクファクター[30]と言われており，過活動膀胱に対するムスカリ

ン受容体拮抗薬のリスク/ベネフィットは，患者個別の潜在的な骨折，転倒リスクまで加味する必要があろう。

3) ミラベグロン

ミラベグロンに関してはその有害事象リスクの疫学的検討は限定的であるが，一般的な有害事象として，高血圧症，鼻咽頭炎，尿路感染症，頭痛，便秘，上気道感染症，関節痛，下痢，頻脈，腹痛，倦怠感などが挙げられる[31]。特に心疾患への配慮は必要であろう。重篤な心疾患を有する患者への薬剤使用は，そのリスク/ベネフィットについて熟慮を要する。

どのように頻尿治療薬を中止するか

1) 中止を検討する患者

頻尿症状は主観的な症状であり，その薬物治療についても将来的な合併症を予防するというような予防的な治療ではなく，泌尿器症状に対する対症的な治療です。つまり，症状があるから治療が開始されているわけで，口渇や便秘などの副作用に困ることなく効果が実感できているのであれば，「どのように中止するか」という問題ではなく，「そもそも中止は妥当か」を考えるべきだと思います。筆者は中止を検討すべき状況として以下の点を考慮しています。

①今現在において，当該患者が副作用（口渇・便秘等）に悩まされていないか？
②認知機能に対する影響が患者にとって重大なものであるか？
③併用薬，病態等から骨折・転倒ハイリスク患者ではないか？
④誤嚥性肺炎のハイリスク患者（認知症等）ではないか？
⑤他に抗コリン作用を有する薬剤が併用されていないか？
⑥そもそも十分な有効性は実感できているか？

これらはあくまで中止を考慮するための検討材料の一部でしかありません。完全なる投与中止をめざすのか，必ずしも投与中止をせずリスクを最小限に抑える何らかの方法に代替するかについては，最終的には患者個別の状況によります。仮に有効性が実感できているとすれば現実的には後者の対応となるでしょう。有効性がそもそも実感できていないのであれば，どのように中止すべきかを熟慮せずとも中止介入は行いやすいかもしれません。実臨床で減薬を行いにくいのは，医学的には中止すべきであるが，患者自身が薬剤効果を実感し，薬物治療に満足しているケースです。

2) 具体的な中止方法

　有効性は十分に実感できているものの，今現在，口渇や便秘などの副作用に悩まされているケースでは，比較的副作用リスクが少なく，用量調節が可能なイミダフェナシンを用いる，というのは案外妥当な選択と筆者は考えています。イミダフェナシンは他のムスカリン受容体拮抗薬に比べて半減期が短く１日２回投与となっています。たとえば１日１回投与の薬剤において，最低用量においても忍容性が悪い場合，薬剤投与中止しか選択肢がありませんが，１日２回投与の薬剤では１日１回に投与量を減らして経過を見るという選択が可能です。

　また，残された余命も重要なファクターです。認知症リスクを懸念するのであれば，その発症リスク上昇が示されているのは標準用量で３年の使用でした。つまり残された余命が３年に満たないであろうと推測される場合，認知症リスクの懸念は事実上無視することが可能で，あえてその投与を中止しなくてよいかもしれません。もちろん，これは標準用量で使用しているケースの話であり，当然ながら高用量で使用されているケースや，他に抗コリン作用を有する薬剤を併用している場合には，短期間でリスクが上昇する可能性が

あります。

　転倒に関しては低血圧や転倒リスクを増加させる薬剤の使用がほかにないかなども考慮すべきです。必ずしも頻尿治療薬を優先的に中止する必要はないかもしれません。そもそも過活動膀胱の頻尿症状自体が転倒や骨折のリスクファクターである点は軽視すべきではありません。夜間の頻尿症状では，ふらつき，つまずきによる転倒リスクが増加しうるのは想像しやすいでしょう。特に催眠鎮静薬等転倒リスクを増加させるような薬剤を就寝前に服用しているケースでは注意が必要です。

　ミラベグロンは抗コリン作用に基づく有害事象の懸念はほとんどないと言えます。しかし心血管系への影響はいまだ不明な部分も多く，安易な使用もまた問題でしょう。ムスカリン受容体拮抗薬の忍容性が著しく低い場合，あるいはムスカリン受容体拮抗薬以外の抗コリン作用を有する薬剤が既に投与されている場合や，長期的な服用による認知機能低下が，患者に重大な転機をもたらす場合などに，その使用が考慮できるかもしれません。

まとめ

頻尿治療薬の継続有無は患者のライフスタイルに大きな影響を及ぼす。ムスカリン受容体拮抗薬は薬物有害事象も多く報告されている薬剤ではあるが，対症的な治療に用いる薬剤であるが故，薬物治療に対する患者側の関心も決して低くない。現時点で有効性が十分に実感できているケースでは投与中止が難しいケースもあるだろう。

医学的には明らかに投与を中止すべき状況であっても，治療継続を望む患者を前に，我々はどんな臨床判断をすればよいだろうか。ムスカリン受容体拮抗薬に限った話ではないが，当該薬剤の完全なる投与中止ではなく，懸念されるリスクを最小にしながらも，今得られているベネフィットをどれだけ維持できるか，そういった薬物治療を模索することこそが肝要ではないだろうか。

参考文献

1) 日本老年医学会，編：高齢者の安全な薬物療法ガイドライン2015．メジカルビュー社，2015．
2) Homma Y, et al：BJU Int. 2005；96(9)：1314-8.
3) Matsumoto S, et al：BJU Int. 2013；111(4)：647-52.
4) Abrams P, et al：Neurourol Urodyn. 2002；21(2)：167-78.
5) Caulfield MP, et al：Pharmacol Rev. 1998；50(2)：279-90.
6) Andersson KE, et al：Pharmacol Rev. 2004；56(4)：581-631.
7) Hegde SS, et al：Dr J Pharmacol. 1997；120(8)：1409-18.
8) Abrams P, et al：BJU Int. 2007；100(5)：987-1006.
9) Nabi G, et al：Cochrane Database Syst Rev. 2006；(4)：CD003781.
10) Reynolds WS, et al：Obstet Gynecol. 2015；125(6)：1423-32.
11) Srikrishna S, et al：Postgrad Med J. 2007；83(981)：481-6.
12) Madhuvrata P, et al：Cochrane Database Syst Rev. 2012；1：CD005429.

13) Huang W, et al:Int Urol Nephrol. 2015;47(3):457-64.
14) Torimoto K, et al:Neurourol Urodyn. 2016 doi:10.1002/nau.23050. [Epub ahead of print]
15) Maman K, et al:Eur Urol. 2014;65(4):755-65.
16) Chapple CR, et al:Neurourol Urodyn. 2014;33(1):17-30.
17) MacDiarmid S, et al:J Urol. 2016;196(3):809-18.
18) Drake MJ, et al:Eur Urol. 2016;70(1):136-45.
19) Meek PD, et al:Dig Dis Sci. 2011;56(1):7-18.
20) Kessler TM, et al:PLoS One. 2011;6(2):e16718.
21) Risacher SL, et al:JAMA Neurol. 2016;73(6):721-32.
22) Gray SL, et al:JAMA Intern Med. 2015;175(3):401-7.
23) Kay GG, et al:Int J Clin Pract. 2008;62(11):1792-800.
24) Maruyama S, et al:J Pharmacol Exp Ther. 2008;325(3):774-81.
25) Huxley EJ, et al:Am J Med. 1978;64(4):564-8.
26) Paul KJ, et al:J Am Geriatr Soc. 2015;63(3):476-85.
27) Chatterjee S, et al:J Am Geriatr Soc. 2016;64(2):394-400.
28) Ruxton K, et al:Br J Clin Pharmacol. 2015;80(2):209-20.
29) Chatterjee S, et al:J Am Geriatr Soc. 2016;64(7):1492-7.
30) Brown JS, et al:J Am Geriatr Soc. 2000;48(7):721-5.
31) Bragg R, et al:Consult Pharm. 2014;29(12):823-37.

2章 よくある処方／止めにくい薬

ベンゾジアゼピン系薬および新規睡眠薬

桑原秀徳

❓ ベンゾジアゼピン系薬 とは

1. 催眠鎮静・抗不安作用のメカニズム

　ベンゾジアゼピン（benzodiazepine：BZD）系薬は，中枢神経に作用して催眠鎮静・抗不安作用を示す一連の薬剤群である．非BZD骨格を持つ薬剤であっても同様の薬理学的作用機序を示して臨床効果を示すものも，ここではBZD系薬として扱う．

　まず，BZD系薬の薬効を理解するためには，中枢神経系におけるGABA作動性神経の働きを理解する必要がある．GABA作動性神経は中枢神経系において他の神経系の興奮を抑制する機能を持った神経系であり，神経伝達物質としてγ-アミノ酪酸（γ-aminobutyric acid：GABA）を利用していることからそのように呼ばれている．

　精神的な興奮，あるいは不安というのはドパミン，ノルアドレナリン，セロトニン作動性神経の興奮によって現れるとされており，GABA作動性神経の機能亢進はこれらの神経系の興奮を抑制し，精神機能の抑制のみならず筋緊張の抑制や脳神経の異常発火の抑制も示す．つまり，GABA作動性神経の機能亢進をもたらす薬剤は，臨床的には催眠鎮静作用や抗不安作用，さらには筋弛緩作用や抗痙攣作用を示すことになる．

2. 睡眠薬，抗不安薬の歴史と作用機序

　このカテゴリの薬剤としては，1903年に登場したバルビタールに始まる

バルビツール酸系睡眠薬からの歴史がある。バルビツール酸系薬はGABA作動性神経のGABA$_A$受容体にある特定の結合部位に結合すると，GABAが作用した際のCl$^-$チャネルの開口時間を延長させ，興奮性のシナプス伝達を抑制する。これによってGABAによる神経伝達が増強され，催眠鎮静作用がもたらされる。

なお，バルビツール酸系薬は高用量になると直接Cl$^-$チャネルを開口する。そのため非常に強力な作用をもたらすが，それゆえに容易に脳幹網様体賦活系まで抑制してしまうので致死的となりやすい。また，連用により容易に耐性や依存性を示すことも明らかになった。

そこで，より安全な薬剤が求められて，1961年に最初のBZD系薬であるクロルジアゼポキシドが開発された。BZD系薬の作用機序はバルビツール酸系薬とほぼ同様であるが，高用量になってもCl$^-$チャネルへ直接作用することがない。これは急性毒性の低さという点で非常に安全に使用できることにつながり，以後様々な薬剤が開発され，主に作用時間の長短で使い分けるようになっていった。

その後，GABA$_A$受容体の詳細な構造と機能が解明されてくると，GABA$_A$受容体はα，β，γの3種類のサブユニットで構成されており，このうちαサブユニットにBZD結合部位があることが判明した。さらにαサブユニットは，α_1，α_2，α_3，α_5がBZD結合部位を有しており，各種サブユニットを介した作用はそれぞれ異なる臨床効果をもたらすことがこれまでに明らかになっている。これらのうち，催眠鎮静作用を発現するのに有用なのはα_1サブユニットであり，抗不安作用や筋弛緩作用などはその他のサブユニットが関わっている。

そこで，α_1サブユニットへの選択性が強く，転倒などの副作用の軽減が期待される薬剤として，クアゼパム，そして海外では"Z-drug"と呼ばれるゾピクロンやゾルピデム酒石酸塩が開発された。また，近年はラセミ体であるゾピクロンのうち，より薬理活性の強い光学異性体を単離した薬剤であるエスゾピクロンも登場した。

一方で，BZD系薬以外の薬理作用を有する睡眠薬としては，ラメルテオンとスボレキサントが開発された。

　ラメルテオンは脳内松果体より分泌され，概日リズムを形成するために重要な生理活性物質であるメラトニンの受容体に対する作動薬である。そして，スボレキサントは覚醒維持を司る生理活性物質であるオレキシンの受容体に対する拮抗薬である。スボレキサントは，ラメルテオンに至るまでのすべての睡眠薬が睡眠系の神経活動を賦活化することで催眠鎮静作用をもたらしているのと大きく異なり，覚醒系の神経活動を抑制することで睡眠薬としての薬効をもたらしている点できわめて新奇性の高い薬剤であるといえる。

1. BZD系薬および新規睡眠薬の適応疾患

1) 適応

　BZD系薬の適応疾患は非常に幅広い。基本的な作用が抗不安作用と催眠鎮静作用であり，不眠症には不安を伴うことが多い上に，抗不安薬でも高用量では催眠鎮静作用が現れるため，臨床的な使い方はオーバーラップしていることが多い。

　たとえば，抗不安薬であるアルプラゾラムは添付文書上の適応疾患だけでも「心身症（胃・十二指腸潰瘍，過敏性腸症候群，自律神経失調症）における身体症候並びに不安・緊張・抑うつ・睡眠障害」となっており，不安や緊張などといった精神症状だけではなく心身症における身体症状への適応疾患を有する薬剤は多い。

　一方で，睡眠薬は比較的歴史のある薬剤では不眠症および麻酔前投薬としての適応を有するものが多いが，近年開発された薬剤では不眠症でもさらに限定した適応疾患となっている薬剤が多い。

たとえば，ゾルピデム酒石酸塩の添付文書上の適応疾患は「不眠症（統合失調症および躁うつ病に伴う不眠症は除く）」であり，ラメルテオンは「不眠症における入眠困難の改善」となっている。スボレキサントでは適応疾患は一応「不眠症」となっているが，効能または効果に関する使用上の注意として「二次性不眠症に対する本剤の有効性および安全性は確立されていない」と記載されている。

2) 効果のエビデンス

① 不眠症

システマティックレビューによる報告では，慢性的な不眠症に対してBZD系薬は睡眠潜時を10分（95% CI 3.4～16.6，ポリソムノグラフィーによる測定）から19.6分（95% CI 15.3～23.9，自己報告による測定）短縮し，中途覚醒時間を16.7分（95% CI 8.1～25.3，ポリソムノグラフィーによる測定）から39.9分（95% CI 8.8～71.0，自己報告による測定）短縮することが報告されている[1]。ちなみにゾピクロンやゾルピデム酒石酸塩などのいわゆるZ-drugもほぼ同等である[2]。

一方，ラメルテオンは13研究5,812人のシステマティックレビューによると，主観的睡眠潜時を4.3分（95% CI 7.01～1.58）短縮し，睡眠の質をわずかに改善することが報告されている。眠気以外に有意な副作用は認められなかったものの，臨床効果はきわめて小さいものと結論されている[3]。

スボレキサントは最も新しい睡眠薬であるが，4研究3,076人のシステマティックレビューが報告されている。それによると，主観的睡眠潜時を7.62分（95% CI 4.21～11.03），主観的総睡眠時間を20.16分（95% CI 15.30～25.01）改善することが示されている。しかし，副作用として眠気，過鎮静，倦怠感，口渇が有

意に起こることや，中断（プラセボへの変更）により反跳性不眠が起こることもまた報告されている[4]。

②その他

BZD系薬は非特異的な抗不安作用や催眠鎮静作用を示すため，様々な精神疾患に対して補助的に使用することができる。

たとえば，うつ病患者に対して抗うつ薬とBZD系薬を併用すると，抗うつ薬単独治療に比べて治療からの脱落が少なく，4週間までは治療への反応性を向上させる効果が認められている[5]。

ただし，精神病性の興奮に対してはBZD系薬単独では効果がなく，抗精神病薬との併用においても抗精神病薬単独と比較して優越性はほとんど認められていない[6]。

2. BZD系薬の不適切使用

1) 不適切使用

BZD系薬は非常に処方頻度が高く，また後述するように依存を形成することが多いため，漫然とした処方や不適切使用が発生しやすい薬剤である。特に高齢者では，加齢そのものがBZD系薬長期使用の因子となるというコホート研究が報告されており[7]，高齢者ほど不適切使用が発生しやすいと考えられる。また，日本老年医学会の「高齢者の安全な薬物療法ガイドライン2015」[8]では，「特に慎重な投与を要する薬物のリスト」にBZD系薬が掲載されており，できるだけ使用を控えることが強く推奨されている。

2) 副作用

ここではBZD系薬の副作用を，一般的に注意を要するとされている翌朝への持ち越しやふらつき以外に，疫学的研究によって報告されたエビデンスに基づいて，長期的な使用の際には重要と思

われるものをいくつか紹介する。なお，ラメルテオンやスボレキサントは長期的な研究がなく，長期的な副作用はいまだ不明である。

① 依存

国立精神保健研究所による「全国の精神科医療施設における薬物関連精神疾患の実態調査」[9]によると，アルコール以外の薬物依存で入院した患者のうち13.1％が睡眠薬・抗不安薬依存であることが報告されている。しかし，入院を要しない，または依存に陥っていることに本人も気づいていないような，いわゆる常用量依存については正確な疫学調査が見当たらないものの，多く存在すると考えられる。

どの程度の期間の使用で依存が形成されるかについては研究が少ないが，ジアゼパムでは投与期間が8カ月を超えると有意に離脱症状が出現しやすくなるという報告[10]や，トリアゾラムでは投与期間に依存して常用量依存の状態へ移行することが報告されている[11]。

② 骨折

観察研究25件のシステマティックレビューとメタ分析によると，BZD系薬の使用により骨折リスクは1.25倍(95％CI 1.17～1.34)となることが報告されている[12]。東洋における報告や長時間作用型BZD系薬では有意差が認められず，一貫したデータは得られていないものの，薬理学的には筋弛緩作用が弱く転倒しにくいと考えられるZ-drugにおいても実際には転倒・骨折リスクは高まるという点は注意したい。

③ 肺炎

英国のプライマリケア患者データベースを用いた症例対照研究によると，BZD系薬使用により市中肺炎リスクがORとして1.54倍(95％CI 1.42～1.67)となることが報告されている[13]。ま

た．この報告では市中肺炎と診断された後の死亡リスクもHRとして，30日以内が1.22倍（95％CI 1.06〜1.39），長期死亡リスクが1.32倍（95％CI 1.19〜1.47）と有意に上昇することが報告されており，BZD系薬使用中は肺炎を起こしやすく，重症化しやすい懸念がある．

④ 総死亡

一貫したエビデンスは得られていないが，近年BZD系薬使用により総死亡リスクが高くなるという報告が複数あることは注意したい．たとえば，2016年にParsaikらは25研究235万人のシステマティックレビューによりBZD系睡眠薬・抗不安薬の使用は死亡リスクがHRとして1.43倍（95％CI 1.12〜1.84）に有意に上昇することを報告した[14]．先に述べた有害事象の発生により生命予後も悪くなっていくことが懸念される．

どのようにBZD系薬を中止するか

1) 中止を検討する患者

BZD系薬は上記のように，投与期間が延びるにしたがって依存リスクが高まることを考えると，本来は投与開始するときにはいつどのように中止するかという戦略を決めておかねばならないと考えられます．そして，現在継続使用している患者においても，すべての症例においてできるだけ減量や中止の機会を探るべきです．

2) 中止時に気をつけること

BZD系薬の中止時にやっかいな問題となるのは，やはり離脱症状でしょう．離脱症状は患者本人にとって非常に不快であり，反跳性の不眠や不安症状の出現がもともとの不眠・不安症状がまだ治っていないという感覚を与えるため，離脱症状を経験させてしまうと

BZD系薬の中止が非常に困難になることがあります。

　一方，ラメルテオンには離脱症状リスクの報告は見当たりませんが，スボレキサントはわずかとはいえ中止時の反跳性不眠リスク増加が報告されており，依存性も現時点では否定できるだけのエビデンスがないため注意を要します。

3) 具体的な中止方法

　まず，BZD系薬では離脱症状を避けるためには漸減中止が必須となります。英国の精神科薬物療法のガイドラインであるMaudsley Prescribing Guidelines[15]によると，作用時間の短い薬剤をジアゼパムのような長時間作用型の薬剤に置換してから漸減する方法が推奨されています。これは血中濃度の変動が大きい短時間作用型の薬剤のほうが離脱症状は起きやすいと考えられるためです。

　また，補助薬を用いて減量する方法も報告されています。鎮静作用の強い抗ヒスタミン薬であるヒドロキシジン塩酸塩（1日1回25mg）を補助薬として，2～4週ごとに投与量の25％を減量する方法によって，減量開始から6カ月間で80.4％の患者がBZD系薬を中止できたとするランダム化比較試験があります[16]。他にも鎮静の強い抗うつ薬であるトラゾドン塩酸塩にはBZD系薬と同等の効果があることが報告されていますので[1]，これも代替薬として有用と考えられます。

　ちなみに，メラトニンで代替してBZD系薬を中止させる方法は期待できないことから[17]，同じく睡眠薬や抗不安薬のカテゴリに分類されているラメルテオンやスボレキサント，あるいはタンドスピロンクエン酸塩などBZD系薬と交差耐性を持たず，かつ鎮静作用が弱い薬剤に単純に代替するのは困難と考えられます。

まとめ

　BZD系薬の使用は，長期的には常用量依存をはじめ様々な有害事象のリスクが報告されており，特に高齢者においては原則として使うべきではない薬剤である。もし，やむをえず使用するときは，必ずどのように中止するかという出口戦略も用意した上で処方すべきである。BZD系薬の減量や中止をめざす際は，必要に応じて抗ヒスタミン薬や抗うつ薬を補助薬としながらの漸減が望ましいと考えられる。新規睡眠薬であるラメルテオンやスボレキサントにもBZD系薬の代替薬としての期待があるが，その臨床効果はBZD系薬を超えるとは言えず，有害事象についてはまだ十分なエビデンスがない。

参考文献

1) Buscemi N, et al：J Gen Intern Med. 2007；22(9)：1335-50.
2) Huedo-Medina TB, et al：BMJ. 2012；345：e8343.
3) Kuriyama A, et al：Sleep Med. 2014；15(4)：385-92.
4) Kishi T, et al：PLoS One. 2015；10(8)：e0136910.
5) Furukawa TA, et al：Cochrane Database Syst Rev. 2001；(2)：CD001026.
6) Gillies D, et al：Cochrane Database Syst Rev. 2013；(4)：CD003079.
7) Egan M, et al：J Am Geriatr Soc. 2000；48(7)：811-6.
8) 日本老年医学会, 編：高齢者の安全な薬物療法ガイドライン2015. メジカルビュー社, 2015.
9) 平成26年度厚生労働科学研究費補助金(医薬品・医療機器等レギュラトリーサイエンス政策研究事業)分担研究報告書　全国の精神科医療施設における薬物関連精神疾患の実態調査.
10) Rickels K, et al：JAMA. 1983；250(6)：767-71.
11) 後藤伸之, 他：臨床薬理. 1996；27(2)：465-8.
12) Xing D, et al：Osteoporos Int. 2014；25(1)：105-20.
13) Obiora E, et al：Thorax. 2013；68(2)：163-70.

14) Parsaik AK, et al:Aust N Z J Psychiatry. 2016;50(6):520-33.
15) Taylor D, et al:The Maudsley Prescribing Guidelines. 10th ed. Informa Healthcare, 2009.
16) Lopez-Peig C, et al:BMC Res Notes. 2012;5:684.
17) Wright A, et al:Drugs Aging. 2015;32(12):1009-18.

非定型抗精神病薬

桑原秀徳

? 非定型抗精神病薬 とは

1. 抗精神病作用のメカニズム

　抗精神病薬とは，中枢神経のドパミン神経系において，主にD_2受容体を遮断することによってドパミン神経の活動を抑制する薬剤である．中枢ドパミン神経のうち，特に中脳辺縁系と呼ばれる経路はヒトの情動に深く関与しており，この経路の過活動が幻覚妄想などの精神病症状を引き起こすとされている（ドパミン仮説）．ただし，これは抗精神病薬が抗精神病作用を示すことを，後の時代に判明したD_2受容体遮断作用により説明しようとする試みであって，統合失調症をはじめとした様々な精神病性症状の病態すべてがドパミン仮説で説明できるわけではない．

　ここで取り上げる非定型抗精神病薬は，従来の抗精神病薬がD_2受容体遮断作用の強さに応じて抗精神病作用を示し，副作用としての錐体外路症状もパラレルな関係で出現していたのに対して，錐体外路症状を伴わずに抗精神病作用を示すことから「非定型」と名づけられたことに由来する．

　恣意的な分類であるが，非定型抗精神病薬を第2世代抗精神病薬（second generation antipsychotics：SGA），定型抗精神病薬を第1世代抗精神病薬（first generation antipsychotics：FGA）とも呼ぶことから，本項では以下それぞれSGA，FGAと略す．

2. 非定型抗精神病薬の歴史と作用機序

　抗精神病薬の嚆矢となったのは1950年代に麻酔薬として開発されたクロルプロマジンに抗精神病作用が発見されたことだが，その作用機序を説明できる有力な報告は1977年のSeemanによるものとされる[1]。この報告は，それまでに開発された様々な抗精神病薬の臨床用量と中枢D_2受容体親和性に強い相関関係があることを示すもので，強力な抗精神病作用を示すためには強力なD_2受容体遮断作用が必要であると考えられた。これは当時，統合失調症などの精神病性疾患の治療のためには錐体外路症状や意欲低下，過鎮静などの副作用の発現は仕方ないという風潮を強化したように思われる。

　一方，時は同じく1970年代に開発されたクロザピンは，D_2受容体遮断作用はそれほど強くないにもかかわらず非常に強力な抗精神病作用を示し，その効き方は"atypical"(非定型)であって従来の(typicalな)抗精神病薬と異なっていた。これが非定型抗精神病薬の起源とされている。

　残念ながら，クロザピンは無顆粒球症という重篤な副作用が起こりやすく，開発は一時中止され，国内では2009年にきわめて厳しい施設条件や処方制限つきで承認されることとなり，限定的な薬剤となったが，非定型抗精神病薬の非定型性はD_2受容体遮断作用よりも強いセロトニン5-HT_{2A}受容体遮断作用によって導かれるのではないかという仮説により，セロトニン・ドパミンアンタゴニスト(serotonin-dopamine antagonist：SDA)としてリスペリドンが1996年に国内で承認された。

　5-HT_{2A}受容体は，中枢ではドパミン神経の活動に対して抑制的に働いている受容体である。そこでこの受容体を遮断するとドパミン神経の活動は賦活化される。そのため，5-HT_{2A}遮断作用の強い抗精神病薬は過剰なドパミン神経の抑制を避けることができ，錐体外路症状や意欲低下などドパミン神経の過剰遮断による副作用を軽減できる。

　同様に，過剰なドパミン神経の遮断を防ぐ作用機序として，D_2受容体のパーシャルアゴニストという特性を持ったアリピプラゾールや，非定型抗

精神病薬の非定型性は5-HT$_{2A}$受容体遮断作用以外によってももたらされるとして，クロザピンをモディファイしたような薬剤であるオランザピン，クエチアピンフマル酸塩，アセナピンマレイン酸塩が開発されている。これらリスペリドン以降の薬剤をSGAと呼ぶことが一般的である。

1. SGAの適応疾患

1) 適応

SGAの適応疾患は基本的には統合失調症である。しかし，中枢のドパミン神経は様々な精神疾患の病態に関与していると考えられているため，少量を用いてストレスの緩和や情動の調節を行うことも多い。そのため適応外使用のケースも多い。

SGAが保険適用となっている疾患や症状は，統合失調症以外には，双極性障害の躁状態にオランザピンとアリピプラゾールが承認されている。また，アリピプラゾールはうつ病・うつ状態も適応疾患となっている。さらに，小児期の自閉スペクトラム症に伴う易刺激性に対してリスペリドンが承認されているが，このたび（原稿執筆時点）アリピプラゾールも追加承認を取得した。

適応外使用ではあるが実際によく使用されている疾患は幅広い。たとえばクエチアピンフマル酸塩は海外では双極性障害に対するエビデンスも多いため，国内でもしばしば使用されている。また，鎮静作用が強いため，強い不眠に対して，あるいは認知症の周辺症状に対する使用も多い。

2) 効果のエビデンス

①統合失調症

統合失調症に対する抗精神病薬による治療は，初発あるいは再

発エピソードにおいても治療からの脱落や再入院を減らし[2]，寛解後の維持療法としても再燃を予防することが示されており[3]，いずれも最低治療人数(number needed to treat：NNT)は3程度ときわめて有効であり，必須の治療であると言える。それでは，SGAはFGAと比べて有効性に優れているのであろうか。

最も標準的なFGAであるクロルプロマジンと様々なSGAを直接比較したシステマティックレビューによれば，オランザピンは治療への反応率というアウトカムではクロルプロマジンより2.34倍(95％ CI 1.37〜3.99)優れるものの，エンドポイントでの精神症状や再燃率では有意差が認められなかった[4]。また，リスペリドンとクエチアピンフマル酸塩は，治療への反応率も含めてクロルプロマジンと有意差が認められなかったことが報告されている。

また，様々な抗精神病薬の効果量を統計学的な手法で相互比較したネットワークメタ分析によれば，クロルプロマジンに対して統計学的に有意に優れるのはオランザピンとリスペリドンのみであり，それらにしてもその差はわずかである[5]。

これらのことから，オランザピンとリスペリドンは治療の導入時には他剤に比べ若干有利であると考えられるが，基本的にはFGAもSGAも事前の期待値としては同等であり，使いわけるとしたら現状では薬理学的な特性に基づいた副作用プロファイルに従うのが現実的であろう。

②双極性障害

抗精神病薬の双極性障害に対する効果は，統合失調症ほどエビデンスがあるわけではないものの，双極性障害の躁病エピソードに対するSGAのシステマティックレビューによれば，アリピプラゾール，オランザピン，クエチアピンフマル酸塩，リスペリドンは単独でも，気分安定薬との併用でもそれぞれプラセ

ボと比較して有効であったが，各薬剤間には有意差は認められなかった[6]。躁うつ混合状態やうつ病エピソードに対しても同様に有効とするエビデンスがあるが[7)8]，再発抑制のための維持療法としては，オランザピンはプラセボと有意差が認められなかったという報告もあり[9]，議論のあるところである。

③その他

精神病性の疾患以外で比較的よく処方されるのは，認知症の周辺症状に対してであろう。認知症に対するSGAの使用は，BPRS（Brief Psychiatric Rating Scale）などの精神症状評価尺度を有意に改善させる効果が認められている。ただし，治療からの脱落というアウトカムで評価した際にはプラセボと差がなく，副作用による脱落が多いことが示唆されている[10]。

その他，適応外使用には様々なものがあるが，それに関するシステマティックレビューによれば，統計学的に有意に有効性を示したのは，全般性不安障害に対するクエチアピンフマル酸塩，強迫性障害に対するリスペリドンぐらいであって，その効果も小さいとされている[11]。SGAは不眠症に対してもよく使われており，その有効性には期待できるが，エビデンスとしてはまだ不十分である[12]。

2. SGAの不適切使用

1) 不適切使用

抗精神病薬では以前より多剤併用大量処方に対する指摘がなされてきたが，近年は高齢者における使用が不適切なものとなりやすい。特に認知症に対する使用は様々な報告で死亡リスク増加との関連が指摘されており，上記の有効性を示した報告[10]でも死亡リスクがORで1.52倍になることが報告されている。

2) 副作用

①錐体外路症状

SGAは少量であれば錐体外路症状を起こすことなく使用することも可能であるが，高齢者では歩行障害などで錐体外路症状が出現しやすく，転倒や骨折のリスクとなりやすい。認知症の高齢者に対するSGAの使用は，プラセボと比較して錐体外路症状が1.74倍，歩行の異常が3.52倍発生しやすいことが報告されている[10]。

②脳血管疾患，心血管疾患

様々な観察研究やランダム化比較試験のメタ分析によって，抗精神病薬による脳血管または心血管イベント発症リスク増加が報告されており，これまでに何度か引用したMaらの認知症患者における報告によれば，脳血管イベント発症リスクはORとしてプラセボ比2.50倍[10]，不安障害圏の疾患も含めた成人に対する適応外使用に関する報告によれば3.12倍（ただしリスペリドン）である[13]。心血管イベント発症リスクは後者の報告では，オランザピンで2.30倍，リスペリドンで2.10倍である。

③肺炎

ドパミン神経の遮断は嚥下反射を阻害するため誤嚥性肺炎の原因となる。Nosèらによる観察研究のシステマティックレビューによれば，抗精神病薬の使用はFGA，SGAともに同等の肺炎発症リスク上昇を示した（それぞれ1.68倍，1.98倍）[14]。この研究では疾患や年齢によってその傾向に変わりはないことが示されており，若年者であってもSGAにより肺炎リスクが上昇すると考えられる。

④その他

SGAではしばしば体重増加について注意が喚起されることがあるが，特にオランザピンでその傾向は強く，高齢者であって

も4.70倍のリスク増加が認められている[13]。ただし，体重増加は抗精神病薬全般に認められるものである[5]。また，オランザピンは糖尿病の新規発症との関連が認められているが[15]，リスペリドンも高血糖による救急受診リスクが高まることが報告されている[16]。これらの副作用が長期的には心血管疾患や脳血管疾患発症リスクを高めているかどうかは不明だが，抗精神病薬による治療が長期間にわたる場合は注意を要するものである。

その他，高齢者では尿路感染症，浮腫のリスクも上昇することが報告されている[10]。

どのようにSGAを中止するか

1) 中止を検討する患者

統合失調症のような精神病性障害では，少なくとも再発により社会生活が困難になりそうなケースについては抗精神病薬の中止は困難でしょう。しかし，統合失調症や双極性障害の躁状態を除いた多くの適応外使用のケースにおいては，その副作用発現リスクを考慮すると中止を検討すべきものもあると思われます。特に高齢者に対する処方は，日本老年医学会の「高齢者の安全な薬物療法ガイドライン2015」[17]において「特に慎重な投与を要する薬物のリスト」に認知症高齢者に対する抗精神病薬全般が掲載されていますので，折あらば中止を検討すべきです。

2) 中止時に気をつけること

SGAといえど，D_2受容体を強固に遮断するほどの用量を用いている場合，あるいはオランザピンのような抗コリン作用の強い薬剤を使用している場合には，慎重な漸減中止が望まれます。

強いエビデンスではありませんが，非常に抗コリン作用の強い抗

精神病薬であるクロザピン200mg/日で治療中の寛解状態にある統合失調症患者28名で，急激にクロザピンを中止した場合，7日の間で無症状だったのは11名で，残りは軽度から重度の抗コリン性リバウンド（興奮，頭痛，嘔気，下痢など）を経験し，うち1名は精神病症状も急激に悪化して入院を要したという報告があります[18]。長期間，または強度に受容体を遮断したことによるリバウンドがありうることには注意すべきです。

　また，認知症高齢者に使用しているようなごく少量（クエチアピンフマル酸塩なら25mg/日程度以下）であれば，漸減をせずに中止できると考えますが，元の症状の再燃リスクがないわけではなく，中止の判断を難しくさせています。認知症の周辺症状に使われている抗精神病薬をそのまま継続するか中止するかを比較したランダム化比較試験のメタ分析によれば，周辺症状の重症度は全体では有意な差は認められなかったものの，悪化率という指標で評価すると有意に悪化することが示されています（RR 1.78倍）[19]。抗精神病薬の中止により認知症の周辺症状が多少なり再燃する可能性は，やはり高いと考えられます。

3) 具体的な中止方法

　まずリバウンドを避けるための方法としては，SCAP (Safety Correction of Antipsychotics Poly-pharmacy and hi-dose) 法[20]が挙げられます。これは抗精神病薬をできるだけ緩徐に，クロルプロマジン換算で週当たり25〜50mg（リスペリドンなら0.25〜0.5mg，オランザピンなら0.625〜1.25mgに相当）という少量ずつの減量を行ったところ，特に問題は見られなかったという報告によるものです。多剤大量処方からの中止はこれに準ずることが推奨されるでしょう。

　次に，薬剤の中止自体は簡単かもしれませんが，中止による悪化

の懸念が強い認知症高齢者のケースに対してはどのように対応したらよいかについては，施設入居中の認知症高齢者の抗精神病薬処方を，施設のスタッフを対象に多職種チームによって非薬物的な介入方法をトレーニングすることによって，12カ月後の抗精神病薬処方を19.1％減少させることができたとするクラスターランダム化比較試験があります[21]。すぐにはどうにもならない地道な方法かもしれませんが，介護力のアップが認知症高齢者に対する抗精神病薬の処方を減らすには重要です。

まとめ

　抗精神病薬の不適切処方は，統合失調症などの精神疾患に対する多剤大量療法と，主に認知症を抱える高齢者に対するリスクの高い漫然投与に大きくわけられる。統合失調症では抗精神病薬による治療は必須ながら，長期的な副作用にも注意して必要最小用量での維持を模索しなければならない。一方で，認知症高齢者ではできれば定期的に有効性を再評価して，確信が得られない場合はいったん中止して様子を見てみることも必要になると思われる。中止の際には漸減が基本にはなるが，それと同時に周囲の医療スタッフや患者を支える家族に対する疾患や薬剤に関する教育もまた重要であるというエビデンスがある。いずれにしても，抗精神病薬による様々な問題点は，SGAが主流となった今日においても，それが用いられている疾患の諸問題は薬だけで解決できるものではないのだということを示している。

参考文献

1) Seeman P:Biochem Pharmacol. 1977;26(19):1741-8.
2) Bola J, et al:Cochrane Database Syst Rev. 2011;(6):CD006374.
3) Leucht S, et al:Cochrane Database Syst Rev. 2012;(5):CD008016.
4) Saha KB, et al:Cochrane Database Syst Rev. 2016;4:CD010631.
5) Leucht S, et al:Lancet. 2013;382(9896):951-62.
6) Perlis RH, et al:J Clin Psychiatry. 2006;67(4):509-16.
7) Muralidharan K, et al:J Affect Disord. 2013;150(2):408-14.
8) Cruz N, et al:Int J Neuropsychopharmacol. 2010;13(1):5-14.
9) Cipriani A, et al:Cochrane Database Syst Rev. 2009;(1):CD004367.
10) Ma H, et al:J Alzheimers Dis. 2014;42(3):915-37.
11) Maher AR, et al:J Manag Care Pharm. 2012;18(5 Suppl B):S1-20.
12) Thompson W, et al:Sleep Med. 2016;22:13-7.
13) Maher AR, et al:JAMA. 2011;306(12):1359-69.
14) Nosè M, et al:Pharmacoepidemiol Drug Saf. 2015;24(8):812-20.
15) Ramaswamy K, et al:Ann Clin Psychiatry. 2006;18(3):183-94.
16) Lipscombe LL, et al:Schizophr Res. 2014;154(1-3):54-60.
17) 日本老年医学会, 編:高齢者の安全な薬物療法ガイドライン2015. メジカルビュー社, 2015.
18) Shiovitz TM, et al:Schizophr Bull. 1996;22(4):591-5.
19) Pan YJ, et al:Dement Geriatr Cogn Disord. 2014;37(3-4):125-40.
20) 助川鶴平:臨精薬理. 2011;14(3):511-5.
21) Fossey J, et al:BMJ. 2006;332(7544):756-61.

2章 よくある処方／止めにくい薬

鎮痛薬

菅原健一

❓ 鎮痛薬とは

1. 作用機序

　非ステロイド性抗炎症薬 (non-steroidal anti-inflammatory drugs：NSAIDs) は，代表的な解熱鎮痛薬である．NSAIDsの薬効について理解するために，まず痛みの原因となる炎症反応のメカニズムについて確認する．

　炎症とは外傷，有害物質，異物の侵入などが引き起こす生体内の防御反応であり，臨床的には疼痛・発赤・熱感・腫脹・機能障害を特徴とする．炎症を起こす刺激が体内に伝わると，組織から様々な炎症媒介物質 (ケミカルメディエーター) が遊離し，炎症が引き起こされる．ケミカルメディエーターの中でも代表的なものがプロスタグランジン (prostaglandin：PG) であり，これが炎症を亢進させる作用を持つ．すなわち，PGを抑制することで一連の炎症反応を抑制することができる (図1)[1]．

2. 鎮痛薬の薬効

　NSAIDsは血小板のシクロオキシゲナーゼ (cyclooxygenase：COX) を阻害し，PG類の生成を抑えることで，PGによるケミカルメディエーター遊離の促進を抑え，解熱・鎮痛作用に加えて抗炎症作用を示す．COXにはCOX-1およびCOX-2のサブタイプが存在するが，COX-1は大部分の細胞に恒常的に存在する一方，COX-2は刺激反応に応じ産生されるため，体内分布は異なる．COX-1は胃の粘膜保護をするPGの生成にも関与してい

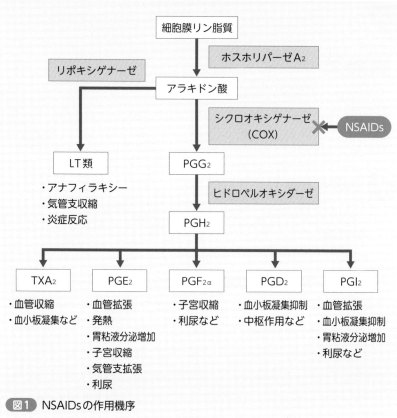

図1 NSAIDsの作用機序
PG：プロスタグランジン，TX：トロンボキサン，LT：ロイコトリエン　（文献1より引用）

る。そのため，選択的COX-2阻害薬においては，非選択的COX阻害薬に比べて胃腸障害等の副作用を軽減させることができる。

3. 歴史と開発経緯

　NSAIDsの歴史は古く，紀元前までさかのぼる。生薬としてのヤナギの樹皮からの粉末や抽出物からサリチンが見出され，これを関節炎や疼痛に対し利用していたとの記録が残っている。そして1838年，Piriaはサリチンよりサリチル酸を抽出・同定し，1897年になって，Hoffmanは純度が高く安定なアセチルサリチル酸の合成に成功した。当時としては，サリチ

ンやサリチル酸に比べると胃障害が少なく有効性が高かった。そこで1899年になって、ドイツBayer社はこれにアスピリンと商標をつけて登録し、世界に向けて販売を開始した。その後、1971年にはVaneらによって鎮痛に関係する機序が明らかにされ、それ以降は様々な種類のNSAIDsの開発がなされてきた。非選択的COX阻害薬の副作用である胃腸障害を改善した、選択的COX-2阻害薬の開発も進んだ。

1. 鎮痛薬の適応疾患

1) わが国の適応

わが国の主なNSAIDsの添付文書を確認すると、現在の適応は、鎮痛・消炎の適応症は関節リウマチ、変形性関節症、腰痛症、肩関節周囲炎、歯痛、手術後、外傷後並びに抜歯後などが挙げられる。また、急性上気道炎（急性気管支炎を伴う急性上気道炎を含む）の解熱・鎮痛などもあり、NSAIDsの適応は多岐にわたる。

2) 諸外国での適応

米国老年医学会において、高齢者の筋骨格系疼痛の初期および継続的な薬物療法の第一選択薬としてアセトアミノフェンを推奨しており、欧米におけるNSAIDsの使用は限定的と推定される。

また、変形性関節症における薬物療法として、NSAIDsや選択的COX-2阻害薬を推奨しているが、必要最小限かつ短期間にとどめることとし、H_2ブロッカー、プロトンポンプ阻害薬の併用を推奨している。高齢者の慢性疼痛に対する適応としては、安全性の面からアセトアミノフェンが第一選択薬として推奨されている[2]。

3) 効果のエビデンス

家族性大腸腺腫症 (familial adenomatous polyposis：FAP) 患者77人を対象とした無作為化比較試験では，COX-2選択的NSAIDsであるセレコキシブが直腸ポリープの28％減少と関連していたことが示唆されているが[3]，その一方で用量依存的にNSAIDsによる心血管イベントが上昇したとの報告がある[4]。

多数あるNSAIDsのうち，ジクロフェナクナトリウムは臨床的に膝・股関節変形性関節症の関節痛・身体機能を改善するとの報告がある。ジクロフェナクナトリウムの150mg/日は他のNSAIDsに比べ，疼痛・身体機能の両方に効果があることが明らかになった〔ES － 0.57（95％ CI － 0.69 ～ － 0.46）〕[5]。わが国において使用可能なジクロフェナクナトリウムの最大量は1日100mgまでとなっており，今後の検証が期待されるところである。

2．鎮痛薬の不適切使用

1) 不適切使用

NSAIDsはわが国のみならず世界的にも処方頻度の高い薬剤であり，日常でよく見かける最も有名な薬剤のひとつである。しかしながら，NSAIDsの不適切な処方が問題視されており，近年では非常に多くの報告がある。中でも入院の原因となった薬剤を前向きに調査した観察研究のシステマティックレビューでは，入院の原因薬剤のおよそ11％がNSAIDsであり，それらの入院は予防可能であったと指摘している[6]。

2) 副作用

①十二指腸潰瘍・食道炎

PGの産生を抑制することにより胃酸分泌が亢進する。そのた

め,用量依存的に胃・十二指腸潰瘍となるほか,重度の食道炎を起こしうるとの報告がある[7]。また選択的COX-2阻害薬は他の非選択的NSAIDsと比較し,消化性潰瘍の発生率や出血などは少ないものの,NSAIDsのクラスによらず引き起こす可能性がある[8]。

② 下腿浮腫,高血圧

NSAIDs内服により,PG合成が阻害され血管拡張作用の抑制が起こるため,腎血流低下によりNaや水分の貯留をきたし下腿浮腫を起こす。また,これと同様の機序により血圧を上昇させることが,すべてのクラスのNSAIDsで起こるとされる。新規に降圧薬が開始となった患者のNSAIDsの内服歴を調査すると,およそ10％がNSAIDsによるものであり,1カ月以内の短期間の内服でも高血圧になるリスクがあると示唆されている〔OR 1.6（95％CI 1.34〜1.92）〕[9]。

③ 心血管イベント

NSAIDsの多様な副作用の中でも,心血管イベントの上昇は重要である。NSAIDsのクラスによらず心血管イベントが上昇したとの報告がある[10]。心房細動の既往のない55歳以上のロッテルダムの住人における前向きコホート研究では,NSAIDsの使用は心房細動リスクに関連する可能性を示唆している[11]。また,NSAIDsの使用と急性心筋梗塞リスクを検討した25の観察研究を統合したメタアナリシスでは,アテローム血栓性疾患患者ではNSAIDsの使用は心筋梗塞や脳卒中のリスクファクターになりうる可能性が高いとの報告がある。中でも,ナプロキセンを除く薬剤では3カ月以上の継続使用で急性心筋梗塞発症リスク増加と関連しており,ジクロフェナクナトリウムは用量にかかわらず急性心筋梗塞リスクと関連していたと報告されている[12]。

④ 腎機能障害

NSAIDsによる一般的な腎障害はCOX阻害に起因する虚血性

腎障害である。急性腎障害は，選択的COX-2阻害薬と非選択的COX阻害薬で発症頻度に差はなく，すべてのクラスのNSAIDs使用において発症に注意する必要があり，長期投与においても同様であるとされるが，後ろ向きコホート研究では利尿薬，ACE阻害薬あるいはARB，NSAIDsの組み合わせによる3剤併用療法は開始後30日間の急性腎不全リスクを増大させるとの報告があり[13]，急性腎障害のリスクファクターであるとしている。一方，NSAIDs関連慢性腎臓病のメカニズムは明らかとなっていない。

⑤ Crohn病・潰瘍性大腸炎

NSAIDsを日常的に服用している群（15日/月以上）では，Crohn病はHR 1.59（95% CI 0.99〜2.56），潰瘍性大腸炎はHR 1.87（95% CI 1.16〜2.99）と非使用者に比べ，上昇していたと報告されている[14]。

どのように鎮痛薬を中止するか

1）中止を検討する患者

現在NSAIDsによる副作用が現れている場合には他剤への変更などを考慮する必要があります。

STOPP/START Criteriaでは，変形性関節症の症状緩和に対しアセトアミノフェンを試さずに，3カ月を超えるNSAIDsの長期投与は避けるべきとしています。また，高中等度の高血圧（160/100〜179/109mmHg）や重度の高血圧（180/110mmHg以上）に対するNSAIDs投与は心不全増悪のリスクがあるため中止を検討すべきとしています[15]。

さらに，ビタミンK拮抗薬のワーファリンやNOAC（non-vitamin K antagonist oral anticoagulants）などの抗凝固療法を受けて

いる静脈血栓塞栓症の患者では，NSAIDsの併用は，大出血のリスク増加と関連しているとの報告もあります[15)16)]。

わが国の「高齢者の安全な薬物療法ガイドライン2015」では，できるだけ短期間・低用量にとどめ，中止困難例では消化管の有害事象の予防のために選択的COX-2阻害薬の使用やプロトンポンプ阻害薬，またはミソプロストールの併用を推奨しています。

2) 中止時に気をつけること

対症療法に用いる薬剤については，「いつまで内服するのか」を事前に伝えておくことで漫然とした処方を減らすことができます。「症状が落ちついたら」「効果がないのなら」潜在的リスクを回避するためにも一度「やめ時」を考慮するということです。薬剤の効果の実感も絶大であり患者からの期待も大きい薬剤である一方で，比較的急性の侵害受容性疼痛は薬物療法により痛みをゼロにできる可能性がありますが，慢性期においては疼痛をゼロにするのは困難な場合も多いのではないでしょうか。特に慢性期では，心理的要因のほかに，環境的要因などとの関連も多く，痛みの原因検索は必須と言えましょう。また，これらを総合的に評価することでover-treatmentによる潜在的リスクを防ぐことができます。上記の通り，副作用も多岐にわたるため，治療目標をどこに設定するかも含め，これらの情報を患者と共有しておくことは重要です。

3) 具体的な中止方法

患者の現在の痛みの程度を把握し，減量・中止による痛みの出現の可能性について事前にしっかりお伝えしておきます。その上で，患者の希望に応じて漸減から始めるのがよいでしょう。また，頓用処方を備えておくことで疼痛時の対応ができるようにすることも必要でしょう。疼痛の訴えがある場合にはアセトアミノフェンなどの

比較的安全な薬剤へ変更を検討してもよいでしょう。その際にはアセトアミノフェンの過剰投与には十分注意が必要です。アセトアミノフェンの定時服用でも疼痛が改善されなければ，NSAIDsの頓用を追加してもよいでしょう。

外用薬など局所NSAIDsへの代替もあります。ジクロフェナクナトリウムの外用液8〜12週の投与は手や膝の関節症の慢性疼痛に経口と同等の治療効果があるとの報告があります。皮膚への副作用は対プラセボで増加するものの，胃腸障害はプラセボと同等で経口NSAIDsに比べて少なく，慢性疼痛にNSAIDs外用薬は一定の効果がある可能性が示唆されています。

まとめ

　　NSAIDsに限らず，対症療法に用いられる薬剤の多くは特に長期処方になりがちである。したがって，適切な原因検索が望まれ，over-treatmentによる副作用を予防することが重要である。

参考文献

1) 日本緩和医療学会緩和医療ガイドライン作成委員会，編：がん疼痛の薬物療法に関するガイドライン2010年版．金原出版，2010．[https://www.jspm.ne.jp/guidelines/pain/2010/chapter02/02_04_02_01.php]
2) Makris UE, et al：JAMA. 2014；312(8)：825-36.
3) Steinbach G, et al：N Engl J Med. 2000；342(26)：1946-52.
4) Bertagnolli MM, et al：APC Study Investigators：N Engl J Med. 2006；355(9)：873-84.
5) da Costa BR, et al：Lancet. 2016；387(10033)：2093-105.
6) Howard RL, et al：Br J Clin Pharmacol. 2007；63(2)：136-47.
7) García Rodríguez LA：Semin Arthritis Rheum. 1997；26(6 Suppl 1)：16-20.
8) Bjordal JM, et al：BMJ. 2004；329(7478)：1317.

9) Gurwitz JH, et al：JAMA. 1994；272(10)：781-6.
10) Coxib and traditional NSAID Trialists'(CNT)Collaboration：Lancet. 2013；382(9894)：769-79.
11) Krijthe BP, et al：BMJ Open. 2014；4(4)：e004059.
12) Kohli P, et al：REACH Registry Investigators：Am J Med. 2014；127(1)：53-60.
13) Lapi F, et al：BMJ. 2013；346：e8525.
14) Ananthakrishnan AN, et al：Ann Intern Med. 2012；156(5)：350-9.
15) Gallagher P, et al：Int J Clin Pharmacol Ther. 2008；46(2)：72-83.
16) Davidson BL, et al：JAMA Intern Med. 2014；174(6)：947-53.

2章 よくある処方／止めにくい薬

コリンエステラーゼ阻害薬

菅原健一

❓ コリンエステラーゼ阻害薬 とは

1. 作用機序

　認知症の治療薬には，主にコリンエステラーゼ阻害薬およびNMDA (N-methyl-D-aspartate) 受容体拮抗薬の2種類がある．薬効について理解するために，認知症を起こすメカニズムから確認する．

　認知症には，器質的な病変，脳血管障害によるものや，神経変性疾患であるアルツハイマー型認知症が存在する．今回は特にアルツハイマー型認知症について触れたい．アルツハイマー型認知症患者の脳内では，脳組織へβアミロイドという蛋白質の沈着と細胞内タウ蛋白質の異常なリン酸化が起き，正常な神経細胞が壊れ，脳の萎縮が起きる．特に記憶をつかさどる海馬領域に入力しているコリン作動性の神経の起始点であるMeynert核の脱落が顕著である．そこにあるコリンアセチルトランスフェラーゼ (choline acetyltransferase：ChAT) というアセチルコリン (acetylcholine：ACh) の合成酵素が減少することでアセチルコリンが減少し，それ以外の神経伝達物質も病気の進行にしたがい減少をきたす．NMDA受容体（グルタミン酸の受け手）を介した，異常なカルシウムイオンの流入もアルツハイマー型認知症の病態に関わっていることがわかり，その受容体を阻害する新しい治療薬も生まれた．

2. コリンエステラーゼ阻害薬の薬効

　コリンエステラーゼ阻害薬は脳内の減少したアセチルコリンを増加させることで効果を発揮する。主にアセチルコリンの分解酵素であるアセチルコリンエステラーゼ（acetylcholine esterase：AChE）に結合し，その働きを阻害し，神経伝達物質が減るのを抑え，情報の伝達をスムーズにする効果がある（図1）[1]。その結果，アルツハイマー型認知症あるいはLewy小体型認知症における認知機能障害において認知，日常生活動作（activities of daily living：ADL），および行動障害の進行抑制作用があるとされている。

3. 歴史と開発経緯

　アルツハイマー型認知症は1907年，ドイツの神経病理学者であるAlzheimerが進行性痴呆を呈して死亡した女性の脳の特徴的な病理変化を発表したことに由来する。1976年，アルツハイマー型認知症患者の大脳皮質や海馬においてアセチルコリンの合成酵素であるコリンアセチルトランスフェラーゼの活性が著しく低下することがBowenらによって提唱された[2]。また，記憶の改善には脳内アセチルコリンを増加させればよいとす

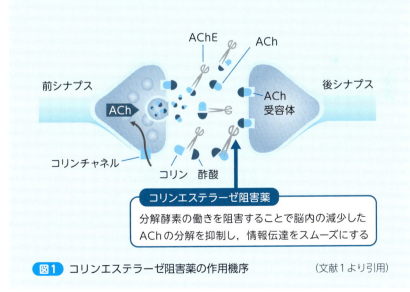

図1　コリンエステラーゼ阻害薬の作用機序　　（文献1より引用）

る仮説，すなわちアセチルコリン仮説がDavisおよびPerryらにより提唱された[3]。1981年，Summersが本来抗菌薬として開発されたタクリンがアセチルコリンエステラーゼに対する阻害作用を有することを報告したことを契機に，抗アルツハイマー薬の医薬品開発が行われた[4]。その後，エーザイ株式会社の杉本らをはじめとする研究グループはSummersの報告を受け，もともと脂質異常症治療薬の用途として開発されたリード化合物をもとに，コリンエステラーゼ阻害薬の研究に取り組み，1986年12月に杉本らはドネペジル塩酸塩の発見に成功した。そして1999年，わが国で初となるアルツハイマー病治療薬としてドネペジル塩酸塩の承認取得がなされた。世界初となる抗アルツハイマー病薬のtacrineは1993年に米国食品医薬品局（Food and Drug Administration：FDA）より承認されたが，きわめて強い肝機能障害や消化器症状のために販売中止となった。リバスチグミンは初めは経口薬として開発され，消化器症状が強く発売が見送られていたが，経皮吸収製剤とすることで副作用を軽減することに成功し，2011年に発売となった。ガランタミン臭化水素酸塩はマツユキソウの球根部のアルカロイドであり，2011年に発売となった。

1．コリンエステラーゼ阻害薬の適応疾患

1）わが国の適応

わが国でのコリンエステラーゼ阻害薬の適応は軽度から中等度のアルツハイマー型認知症であるが，ドネペジル塩酸塩のみ高度のアルツハイマー型認知症に適応がある。また，2014年9月にわが国ではドネペジル塩酸塩がLewy小体型認知症への適応追加となった。どの適応においても，漸増療法が原則であり，消化器症状や精神症状を注意深く観察しながら維持量を決定する。

2) 海外での適応

わが国との違いとしては、米国では中等度から重度のアルツハイマー型認知症には1日10～23mgまでの投与が可能となっている。しかしながら、その効果は明らかとなっていないとの報告もあり[5]、そのため米国医師会の「認知症治療ガイドライン2008」では、推奨度は低い設定となっている。

3) 効果のエビデンス

①アルツハイマー型認知症

わが国では、3剤のうちのどれを選択するかについて、まだ明確な基準がない。メタアナリシスでは認知機能改善効果およびADL改善効果において3者間に有意な違いはなく、効果の面から選択の優位性を決定できるものはないとしている[6]。

現在までのところ、アルツハイマー型認知症の治療薬の効果は、認知機能の症状緩和にとどまり、疾患そのものの進行は抑制できない。軽度から中等度のアルツハイマー病を有する566名に対するドネペジル塩酸塩のプラセボ対照試験（AD2000）では、MMSE（mini mental state examination：30点満点、点数が高いほうが改善）における両群のスコアの平均差異は0.8（95% CI 0.5～1.2）であり、プラセボと比較して、わずかながらドネペジル塩酸塩のほうが有意にスコアが高かった。しかしながら、患者の介護施設への入所を遅らせることができるかは明らかとなっていない[7]。

②Lewy小体型認知症

コリンエステラーゼ阻害薬がプラセボに比べ、全般的改善度や認知機能を改善するかを検討した二重盲検ランダム化比較試験のメタアナリシスがある。その報告によると、CGIC（clinical global impression of change）評価のスコア変化の加重平均差はプラセ

ボよりもわずかに改善があったとされた〔ドネペジル塩酸塩5mg －0.65（95％CI －1.28〜0.01），ドネペジル塩酸塩10mg －0.6（95％CI －1.00〜－0.20），リバスチグミン12mg －0.50（95％CI －0.77〜0.23）〕。また，認知機能評価はMMSEで上記3剤のすべてにおいてそれぞれ改善がみられた。一方で，リバスチグミンの有害事象はプラセボよりも1.19倍高い結果となっている[8]。

③認知症患者における肺炎リスクの軽減効果

認知症患者における肺炎リスクは高いと言われているが，コリンエステラーゼ阻害薬による肺炎リスクの軽減が示唆されたコホート研究がある。65歳以上の認知症患者において新規にドネペジル塩酸塩，リバスチグミン，ガランタミン臭化水素酸塩を使用した患者の肺炎リスクを比較検討した後ろ向きコホート研究によると，肺炎リスクはドネペジル塩酸塩に比べ他剤では有意に低く，リバスチグミン（HR 0.75，95％CI 0.60〜0.93），ガランタミン臭化水素酸塩（HR 0.87，95％CI 0.62〜1.23）という結果となった[9]。

2．コリンエステラーゼ阻害薬の不適切使用

1）不適切使用

そもそもコリンエステラーゼ阻害薬の薬効については，統計学的有意差が必ずしも臨床的有意差とは一致しない可能性があると，59研究のシステマティックレビューで報告されている[10]。早期発見・早期治療が期待されるなか，軽度認知機能障害（mild cognitive impairment：MCI）の患者へのコリンエステラーゼ阻害薬の使用は死亡率の増加と関連しているとの報告もあるため，投与には十分注意が必要である[11)12]。

2) 副作用

1998～2013年の間に5大陸からVigiBaseへ報告されたすべてのコリンエステラーゼ阻害薬（ドネペジル塩酸塩，リバスチグミン，ガランタミン臭化水素酸塩）関連副作用のデータベースによると，副作用は精神神経系障害（31.4%）が最も多く，胃腸障害（15.9%），全身障害（11.9%），心血管障害（11.7%）が続いた[13]。以下，代表的な副作用を確認する。

①消化器症状

最も一般的な副作用は自律神経系におけるコリン賦活作用による胃腸障害（主に下痢，吐き気，および嘔吐）である。導入初期や増量時にみられることが多い。ほとんどの場合，症状は比較的軽度であり，時間の経過または用量の減少とともに改善する。経皮吸収型製剤に変更することで副作用は軽減することができる。

②精神神経系症状

一般的にコリンエステラーゼ阻害薬の投与による活動性の亢進は，一時的であることが多いとされるが，介護者の負担となる場合は，減量・中止を検討する必要がある。特に，不眠症などの症状は夜間徘徊などの危険性もあり，継続が困難な場合もある。一方，易怒性，不穏，多動性などは認知症による周辺症状である場合が多く，コリンエステラーゼ阻害薬の投与とは無関係な場合もあるためその判断には注意が必要である。

③徐脈・失神

あまり知られておらず，見過ごされることが多いのが徐脈である。機序は消化器症状と同様に心血管へのコリン賦活作用により起こる。コホート研究によると徐脈による医療機関の受診リスクはHR 1.69（95% CI 1.57～1.98）であり，徐脈の患者は失神を発症することが多く，失神による受診リスクはHR 1.78（95% CI 1.57～1.98）と言われている。また，それに伴う転倒，大腿骨

頸部骨折のリスクがHR 1.18(95% CI 1.04〜1.34)、洞不全症候群による永続的なペースメーカーの植え込みのリスクがHR 1.49(95% CI 1.12〜2.00)と増加すると言われている[14)15)]。

④体重減少

ドネペジル塩酸塩およびガランタミン臭化水素酸塩を内服する1,188名における症例対照研究では、1年間の平均体重減少は治療患者で1.4kgであり、10kg以上の体重減少をきたした割合はおよそ51%と報告されている。認知症そのものが体重減少と関連することが多いため、患者の慎重な観察が必要である。

どのようにコリンエステラーゼ阻害薬を中止するか

1) 中止を検討する患者

コリンエステラーゼ阻害薬の使用は、あくまでも軽度から中等度の認知症にとどめるべきです。特に重度の認知症である場合にはその内服継続のメリットよりも、有害事象というデメリットのほうが上回ってしまうこともあり、現在有害事象が生じていないか、忍容性があるかを検討する必要があります。また、薬効の個人差もあるため、症状の改善がないかあるいは増悪している患者には継続するメリットが少ない場合もあります。

二重盲検プラセボ対照ランダム化比較試験(DOMINO-ADトライアル)によると、中等度から重度のアルツハイマー病患者におけるドネペジル塩酸塩の中止は、治療12カ月において地域在住の患者が老人施設へ入所するリスクを増加したが、その後3年間において差はなかったとの報告もあります[16)]。STOPP/START Criteriaでは、持続的な徐脈(60回未満/分)や心伝導ブロックのある患者、あるいは再発性の原因不明の失神既往のある患者への投与を不適切としています[17)]。またわが国の老年医学会のガイドラインでは、意

思疎通が図れない場合や,薬効が明らかに認められない場合などには中止を検討すべきとしています。

2) 中止時に気をつけること

先述した通り,統計学的有意差は必ずしも臨床的有意差ではなく,意思疎通が図れない患者や,寝たきりの患者にとってはベネフィットよりもリスクのほうが上回る可能性もあります。しかしながら,抗認知症薬は特に患者の家族の期待が最も高い薬剤のひとつです。長期にわたり治療に至難されている患者やその家族の価値観の中では,真のベネフィットは必ずしも医学的・薬学的ベネフィットではなく,より難しい問題を含んでいるように思います。これらのことを念頭に置き,患者・家族とよく相談することが必要です。

3) 具体的な中止方法

メタアナリシスでは,コリンエステラーゼ阻害薬の中止が認知症患者の精神症状へ影響を及ぼす可能性を指摘してはいるものの[18],患者の症状変化と薬剤中止による因果関係は明らかとなってはいないとしています。中止の方法については,いったん中止し半減期である3日後に症状確認を行いそのまま中止する方法や,2〜3週間かけて漸減する方法があります。急な中断は腸閉塞をきたす恐れがあるとの報告もあり,漸減療法を推奨しているものが多いようですが,明確な漸減方法についてはいまだ明らかになっていません。患者の認知機能やADLなどの明らかな離脱症状がみられた場合は,内服の再開を試みるべきでしょう。

また,非薬物療法も試みる価値があります。認知機能の向上ではなく,残存機能を生かした脳を活性化するリハビリテーションであり,①快刺激による意欲の向上,②ほめられることで自己効力感や尊厳が高まる,③コミュニケーションにより社会的相互交流の場を

維持する，④拠り所となる役割を担う，⑤誤りを避けた正しい方法習得で，ネガティブな印象をなくす，などが挙げられます。患者のみならず介護者への支援も行いましょう。

まとめ

　コリンエステラーゼ阻害薬は，認知機能およびADLのわずかな改善が期待できるが，臨床的意義や長期的アウトカムは明確ではない。患者や介護者のベネフィットと，長期使用に伴うリスクを正しく評価し，適切な処方となるように患者とともに考えていくことが重要である。

参考文献

1) エーザイ株式会社. [http://www.aricept.jp/about/behavior.html]
2) Bowen DM, et al:Brain. 1976;99(3):459-96.
3) Perry EK, et al:Lancet. 1977;1(8004):189.
4) Summers WK, et al:Biol Psychiatry. 1981;16(2):145-53.
5) Farlow MR, et al:Clin Ther. 2010;32(7):1234-51.
6) Hansen RA, et al:Clin Interv Aging. 2008;3(2):211-25.
7) Courtney C, et al:Lancet. 2004;363(9427):2105-15.
8) Wang HF, et al:J Neurol Neurosurg Psychiatry. 2015;86(2):135-43.
9) Lai EC, et al:J Am Geriatr Soc. 2015;63(5):869-76.
10) Raina P, et al:Ann Intern Med. 2008;148(5):379-97.
11) Mayor S:BMJ. 2005;330(7486):276.
12) Russ TC, et al:Cochrane Database Syst Rev. 2012;(9):CD009132.
13) Kröger E, et al:Ann Pharmacother. 2015;49(11):1197-206.
14) Gill SS, et al:Arch Intern Med. 2009;169(9):867-73.
15) Hernandez RK, et al:J Am Geriatr Soc. 2009;57(11):1997-2003.
16) Howard R, et al:Lancet Neurol. 2015;14(12):1171-81.
17) Gallagher P, et al:Int J Clin Pharmacol Ther. 2008;46(2):72-83.
18) O'Regan J, et al:J Clin Psychiatry. 2015;76(11):e1424-31.

2章 よくある処方／止めにくい薬

プロトンポンプ阻害薬

矢吹 拓・辰己晋平

❓ プロトンポンプ阻害薬 とは

1. 胃酸分泌機序

　プロトンポンプ阻害薬 (proton pump inhibitor：PPI) は，代表的な胃酸分泌阻害薬である．PPIの薬効について理解するために，まず胃酸分泌のメカニズムを確認する．

　胃酸は胃壁細胞から分泌され，pH1～2の強酸性物質で，胃内を一定以上の酸性環境に保つことで，殺菌作用・蛋白質の消化分解作用を有している．胃酸分泌に関与する伝達物質としては，肥満細胞から分泌されるヒスタミン，副交感神経末端から分泌されるアセチルコリン，胃前庭部のガストリン細胞から分泌されるガストリンの3つが重要である．ヒスタミンは空腹時や睡眠中も分泌され，胃内が酸性に保たれるようコントロールされている．また，食事を摂ろうとすると，脳から副交感神経に刺激が伝達され，アセチルコリンが分泌される．これによって胃酸分泌が促進される．また，食物が胃に入ると，前庭部のガストリン細胞からガストリンが分泌され，胃壁細胞のガストリン受容体に結合して胃酸を分泌させる．また，ガストリンが肥満細胞を介してヒスタミンを放出させ，ヒスタミンが胃壁細胞のH_2受容体に結合して胃酸分泌を促進する．

2. PPIの薬効

　従来のH_2拮抗薬は，ヒスタミンのH_2受容体を介した胃酸分泌を阻害す

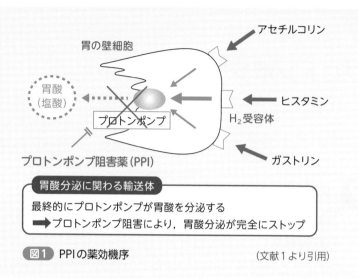

図1 PPIの薬効機序　　　　　　　　　　　　（文献1より引用）

るものの，アセチルコリンやガストリンを介した胃酸分泌抑制はできなかった。しかし，PPIはこれらの上流にあるプロトンポンプを阻害することで，より強力に酸抑制ができるとされている（図1）。

3. 歴史と開発経緯

　PPIの歴史は，胃酸と潰瘍の歴史とも言える。そもそも世界的に胃潰瘍という病態が認識されるようになったのは，1586年にMarcellusが剖検例から胃潰瘍の症例を報告してからである[1]。1688年には十二指腸潰瘍が発見されるも，その原因は長年不明であり，当初は発熱や細菌感染との関連が疑われていた。そんな中，1910年にSchwartzが潰瘍と酸の関係を強く示唆し，有名な「No acid, no ulcer」という言葉を残した[2]。

　1970年代に胃のX線撮影や内視鏡検査が普及するのに伴い，消化性潰瘍の診断が可能になってきたが，当時は標準的な治療薬が開発されておらず，一度かかると大変やっかいな疾患だった。特に出血を起こすと致死的な経過をたどることが多く，外科的治療が標準的に行われていた[3]。この当時，使用できた薬剤は胃酸を中和する目的に制酸薬として使用する酸化マグネ

シウム剤程度だった。

1960年代には基礎研究でForteらがプロトンポンプの存在を報告[4] していたが，1979年に世界初となるH₂拮抗薬が開発・発売され，開発者のJames Blackは1988年にノーベル医学生理学賞を受賞した。ちなみにBlackはβ遮断薬のプロプラノロールを開発したことでも有名である。1989年についにアストラゼネカ社から世界で最初のPPIであるオメプラゾールが開発され，1992年にはわが国で開発されたランソプラゾール，1997年にはラベプラゾールが相ついで市場導入された。

1. PPIの適応疾患

1) わが国の適応

わが国の主なPPIの添付文書を確認すると，現在適応となっている疾患は**表1**の通りである。一般的な消化性潰瘍や胃食道逆流症やアスピリン使用時の潰瘍予防などが主な適応だが，多くの場合使用期間の指定があり，胃・十二指腸潰瘍では6週間，胃食道逆流症では8週間などと具体的に期間が定められている。一方，具体的な期間が明示されていないのは，アスピリン投与時の潰瘍の再発抑制や重度の胃食道逆流症である。

表1 わが国のPPI添付文書における適応疾患

① 胃潰瘍・十二指腸潰瘍・吻合部潰瘍・Zollinger-Ellison症候群
② 胃食道逆流症
③ 非びらん性胃食道逆流症
④ 低用量アスピリン投与時における胃潰瘍または十二指腸潰瘍の再発抑制
⑤ ピロリ菌除菌の補助

2) 諸外国での適応

　海外のガイドラインではどうだろうか。諸外国のガイドライン（カナダのオンタリオのグループが提唱しているPPIの処方適応）では，PPIの処方適応は主に維持療法と短期間使用に分けられ，維持療法で長期に使用することが妥当とされている処方適応は，重症の胃食道逆流症，出血リスクの高い患者でのNSAIDs/アスピリン使用，Zollinger-Ellison症候群とされている。

3) 効果のエビデンス

①胃食道逆流症

　胃食道逆流症に対するPPIの効果は多くの研究で証明されており，実際の研究結果を見てみると，34研究1,314人のシステマティックレビュー[5]では，胸焼け症状改善効果は，プラセボ比較でRR 0.37（0.32〜0.44），NNT（number needed to treat）も2〜3と非常に良好な治療効果だった。処方法で見ると，処方タイミングでは，食後に投与されていることが多いが，実は食前投与のほうが良いとも言われている。また，少量で開始して漸増するstep-up治療と，最大量から開始して徐々に減量するstep-down治療があり，step-up治療はPPI使用頻度や費用，副作用が減り，step-down治療は症状改善が速やかであったと報告[6]されており，それぞれのメリットを考慮しながら，症例に応じて使用方法を検討するとよいだろう。

②消化性潰瘍

　消化性潰瘍の治癒率についてもPPI効果は複数の研究で証明されている。多くの研究がH_2拮抗薬やプラセボと比較して効果検証をしているが，PPIの効果はH_2拮抗薬に優り，NNTも1桁と報告されている[7]。また，PPIの種類による治療効果の違いは認めていない。

③アスピリン・NSAIDs予防効果

　一次予防と二次予防があるが，どちらも有効性は証明されている。わが国の前向き観察研究では，PPI併用の低用量アスピリン内服患者では消化性潰瘍・びらんの頻度をOR 0.35（0.14～0.86）と著明に減らしたと報告[8]している。また，二次予防でも消化性潰瘍既往のある低用量アスピリン内服患者において，PPI内服はピロリ除菌とほぼ同等の効果があったと報告[9]されている。

2．PPIの不適切使用

1）不適切使用

　PPIは現在世界中でも非常に処方頻度の高い薬剤である。特に高齢者に多く処方されているが，その多くが不適切処方ではないかと指摘されている。ある米国の研究[10]では25～70％で処方適応が適切ではなかったことが報告されており，欧州でも適切な胃腸疾患診断がなくPPIが処方されている症例が半数程度あると指摘されている[11]。

2）副作用

　近年PPIの副作用は非常に多く報告されている。代表的な副作用のエビデンスを紹介していく。

①肺炎

　機序としては酸抑制による上部消化管内に菌が定着しやすくなるのではないかと推察されている。市中肺炎でも院内肺炎でも同様にリスクが増加することが報告されており，観察研究・ランダム化比較研究も含めた31研究のシステマティックレビュー[12]では，PPIのオッズ比が1.27（1.11～1.46），H_2拮抗薬のオッズ比が1.22（1.09～1.36）と有意に肺炎リスクが高まったと報告し

ている。一方で，多くの交絡因子が存在し，それらを調整して再度2014年に行った400万人を超える大規模な観察研究のメタ解析[13]の結果では，H_2拮抗薬もPPIも肺炎リスクにならなかったと結論されており，現時点では，肺炎が増えるかは明らかになっていない。

② Clostridium Difficile Infection (CDI)

　機序としては同様に胃酸による菌抑制がなくなっていることが菌伝播を促進しているのではないかと言われ，抗菌薬曝露のないCDI発症と関連することが複数報告されている。2012年に42の観察研究，およそ31万人強で検証され，CDIの初発・再発ともにリスクになることが報告[14]され，FDAからも注意勧告が出されている。

③ ビタミンB_{12}欠乏症

　機序は胃酸分泌抑制に伴う吸収不良で，後述する骨折や低マグネシウム血症，鉄欠乏性貧血なども吸収不良に関連した副作用である。

　長期のオメプラゾール使用がビタミンB_{12}吸収不良と関連すると報告[15]されており，長期PPI使用患者では年1回程度のビタミンB_{12}評価が必要と言われている[16]。また，ビタミンB_{12}欠乏が貧血や認知機能低下と関連するのではないかという仮説もある。

④ 骨折

　PPIによるカルシウム吸収阻害が機序と推察されている。股関節骨折・椎体骨折ともにリスクが報告され，FDAからの注意勧告も出ている。11の観察研究と症例対照研究のメタ解析でPPI使用と骨折の関連を調査した研究では，PPI使用者で股関節骨折リスクがRR 1.30（1.19〜1.43），椎体骨折リスクがRR 1.56（1.31〜1.85），すべての骨折がRR 1.16（1.02〜1.32）とそれぞれ増加することが報告されている[17]。

⑤低マグネシウム血症

機序としては小腸からの吸収障害が示唆されている。1年以上の使用やジゴキシン・利尿薬併用している患者では注意が必要で、こちらもFDAが注意勧告している。

⑥その他

近年では、間質性腎炎や慢性腎臓病、認知症との関連も指摘されているが今後の大規模な検証が待たれるところである。

 どのようにPPIを中止するか

1) 中止を検討する患者

そもそも基本的には、PPI処方は短期にとどめるべきです。年余にわたって長期に処方されてもよい適応は、重度の胃食道逆流症やリスクの高いアスピリン・NSAIDs連用中の患者などに限られていて、それ以外の適応疾患では、基本的には中止を検討してもよいと考えましょう。一方、胸焼けなどの消化器症状に対しては非常によく効く「対症的な薬剤」で、薬の効果を実感している患者では中止することは難しいことも多いです。

PPIの長期処方が潜在的に不適切であることは今回確認してきました。STOPP Criteria[18]では消化性潰瘍に対する8週間を超えたPPI高用量投与を不適切としていますし、Beers Criteria 2015年版[19]では、やはり8週間以上のPPI高用量投与について、CDIや骨粗鬆症・骨折の観点から不適切としています。一方で、わが国の老年医学会のガイドライン[20]ではPPIについての記載はありませんでした。

2) 中止時に気をつけること

中止後にrebound gastric acid hypersecretionと呼ばれる

胃酸分泌過多が起こることが報告[21]されていて，突然中止したほうがその頻度が多いとされています。胃食道逆流症患者では中止しても1年以内の処方再開率が70％を超えるという報告[22]もあり，中止が非常に難しい薬のひとつと言えます。実際のところ中止するとすぐに症状が出てしまう患者さんは多くいらっしゃいます。

3) 具体的な中止方法

　世界的には減処方のアルゴリズムが提唱されてきていて，カナダのオンタリオのOPENという団体がPPIの減処方についてのアルゴリズム[23]を提唱しています。具体的な中止方法としては，「そのまま中止」と「漸減療法」の2種類があります。通常はそのまま中止で問題ありませんが，6カ月以上の長期処方もしくは難治性胃食道逆流症の場合には漸減療法を考慮することがあります。また，効果を実感している患者で中止を検討する場合には漸減法が受け入れられやすいです。漸減法の場合には具体的に連日投与から隔日投与，用量を半減する，必要な時だけon-demandで内服するなど，患者と相談しながら受け入れられやすい方法を提案するようにしています。

　また，胃食道逆流症ではいくつかの非薬物療法が推奨されています[24]。①過体重もしくは体重増加患者の減量，②ベッド頭部挙上，は比較的推奨度は高く，それ以外では，食後すぐに横にならない，就寝2～3時間前の食事禁止，脂肪分や刺激物の除去などが挙げられていて，薬物を使用する以外の方法として，指導できるとよいでしょう。

まとめ

PPIは非常に処方頻度が高くかつ中止が難しい薬剤のひとつと言える。以前は副作用が多くないと言われてきたが，長期使用に伴う潜在的な副作用が多く報告されてきている。適切な情報提供を行いながら，患者にとって真に有用な処方になるよう，ともに処方について考えるプロセスが重要である。

参考文献

1) Marshall B:Helicobacter pylori treatment in the past and in the 21st century. Helicobacter Pioneers:Firsthand Accounts from the Scientists Who Discovered Helicobacters 1892-1982. Wiley-Blackwell, 2005, p203-13.
2) Fatović-Ferenčić S, et al:Dig Dis. 2011;29(5):507-10.
3) 高橋忠雄, 他：日老医誌. 1994;3(4):299-302.
4) Forte JG, et al:J Clin Gastroenterol. 1983;5(Suppl 1):17-27.
5) Sigterman KE, et al:Cochrane Database Syst Rev. 2013;5: CD002095.
6) Inadomi JM, et al:Gastroenterology. 2001;121(5):1095-100.
7) Salas M, et al:BMC Gastroenterol. 2002;15;2:17.
8) Tamura A, et al:QJM. 2011;104(2):133-9.
9) Chan FK, et al:N Engl J Med. 2001;344(13):967-73.
10) Forgacs I, et al:BMJ. 2008;336(7634):2-3.
11) Pasina L, et al:Eur J Intern Med. 2011;22(2):205-10.
12) Eom CS, et al:CMAJ. 2011;183(3):310-9.
13) Filion KB, et al:Gut. 2014;63(4):552-8.
14) Kwok CS, et al:Am J Gastroenterol. 2012;107(7):1011-9.
15) Lam JR, et al:JAMA. 2013;310(22):2435-42.
16) Laine L, et al:Aliment Pharmacol Ther. 2000;14(6):651-68.
17) Yu EW, et al:Am J Med. 2011;124(6):519-26.
18) O'Mahony D, et al:Age Ageing. 2015;44(2):213-8.
19) By the American Geriatrics Society 2015 Beers Criteria Update Expert Panel:J Am Geriatr Soc. 2015;63(11):2227-46.

20）日本老年医学会，編：高齢者の安全な薬物療法ガイドライン2015．メジカルビュー社，2015．
21）Teixeira MZ：Homeopathy. 2011；100(3)：148-56.
22）Björnsson E, et al：Aliment Pharmacol Ther. 2006；24(6)：945-54.
23）OPEN：Proton pump inhibitor(PPI)deprescribing algorithm. 2015. [http://www.open-pharmacy-research.ca/wordpress/wp-content/uploads/ppi-deprescribing-algorithm-cc.pdf]
24）Ness-Jensen E, et al：Clin Gastroenterol Hepatol. 2016；14(2)：175-182.e1-3.

2章 よくある処方／止めにくい薬

降圧薬

辰己晋平

? 降圧薬 とは

1. 降圧薬の歴史

　20世紀前半までは有効な降圧薬がなく，高血圧の治療法は非常に困難であった．その事例として有名なのは，米国のフランクリン・ルーズベルト大統領の死因である．ルーズベルト大統領は，1945年，第二次世界大戦終了の4カ月前に高血圧による脳出血で亡くなった[1]．その後，1960年代に入り，Framingham研究では血圧が高いほど心筋梗塞の発症率が高くなることが報告された[2]．また，わが国で行われた久山町研究では血圧と脳卒中の発症率の関連が示された[3]．

　降圧薬開発の歴史を図1[4]に示す．1950年代まではhexamethonium bromide（神経遮断薬），ヒドララジン塩酸塩（血管拡張薬），レセルピン（末梢性交感神経抑制薬），クロロチアジド（利尿薬）であったが，1960年以降に各種のサイアザイド系利尿薬，Ca拮抗薬，β遮断薬が相ついで登場した．1980年代からα遮断薬やアンギオテンシン変換酵素（angiotensin converting enzyme：ACE）阻害薬が使われるようになり，1990年代になりアンギオテンシンⅡ受容体拮抗薬（angiotensin Ⅱ receptor blocker：ARB）が使用されるようになった．ARBは1970年代にその基本骨格をわが国の製薬企業が創製し，1980年代に入ってから高血圧治療薬として開発が本格化し，国産のARBとして最初にカンデサルタンシレキセチルが1999年に，2番目にオルメサルタンメドキソミルが2004年に登場した．

年	降圧薬開発の歴史				ガイドライン		
1950	**血管拡張薬** 1952 hexamethonium bromide 1953 レセルピン ヒドララジン塩酸塩	**利尿薬** 1958 クロロチアジド 1959 ヒドロクロロチアジド 1965 スピロノラクトン			JNC：米国 JSH：日本 ESH-ESC：欧州		
1960							
1970		**β遮断薬** 1976 ピンドロール 1978 プロプラノロール塩酸塩 1982 カルテオロール塩酸塩 1983 アテノロール	**Ca拮抗薬** 1982 ニカルジピン塩酸塩 ジルチアゼム塩酸塩 1985 ニフェジピン	**ACE阻害薬** 1982 カプトプリル 1986 エナラプリルマレイン酸塩 1988 アラセプリル 1989 テラプリル塩酸塩	**JNC** 1977 JNC I 1980 JNC II 1984 JNC III 1988 JNC IV		
1980							
1990			1993 アムロジピンベシル塩酸		1993 JNC V 1997 JNC VI		
2000				**ARB** 1998 ロサルタンカリウム 1999 カンデサルタンシレキセチル 2000 バルサルタン 2000 テルミサルタン 2004 オルメサルタンメドキソミル	2003 JNC 7 2014 JNC 8	**JSH** 2000 2004 2009 2014	**ESH-ESC** 2003 2007

図1 降圧薬開発の歴史と高血圧ガイドラインの変遷 （文献4を参考に作成）

各降圧薬の薬理作用や副作用を**表1**[5]に示す。

表1 各降圧薬の薬理作用と副作用

	薬理作用	禁忌	副作用
Ca拮抗薬	Caチャネルを阻害して，血管平滑筋を弛緩し末梢血管抵抗を減じて降圧作用を示す	徐脈（非ジヒドロピリジン系）	ジヒドロピリジン系のCa拮抗薬は急速な降圧作用がある反面，反射性交感神経緊張による頻脈，浮腫，紅潮など
利尿薬	サイアザイド系利尿薬：尿細管でのNa再吸収抑制することで循環血液量を減少させる ループ系利尿薬：ヘンレ上行脚でのNaClの再吸収を抑制し利尿効果を発揮する	低カリウム血症	低ナトリウム血症，耐糖能異常，高尿酸血症など
ACE阻害薬	血中および組織中のレニン・アンギオテンシン系を抑制するだけでなく，カリクレイン・キニン・プロスタグランジン系を増強する作用もあり，これも降圧効果に関わっていると考えられている	妊娠，血管神経性浮腫高カリウム血症，特定の膜を用いたアフェレーシス・透析	乾性咳嗽，血管神経性浮腫
ARB	アンギオテンシンⅡ（ATⅡ）タイプ1（AT_1）受容体に特異的に結合し，ATⅡによる強力な血管収縮，交感神経活性を抑制することで降圧作用を示す	妊娠，高カリウム血症	高カリウム血症
β遮断薬	心拍出量の低下，レニン産生の抑制，中枢での交感神経抑制作用などによって降圧する	喘息，高度徐脈	気管支喘息，徐脈
$α_1$遮断薬	交感神経末端の平滑筋側$α_1$受容体を選択的に遮断する		起立性低血圧によるめまい，動悸，失神

（文献5より引用）

1. 降圧薬の適応疾患

1) わが国の適応

　高血圧治療ガイドライン2014(JSH2014)では，高血圧の患者に用いるべき第一選択薬としてCa拮抗薬，ARB，ACE阻害薬，利尿薬が挙げられている[5]。**表2**[5]に各降圧薬の積極的適応を示す。

2) 諸外国での適応

　米国合同委員会(Joint National Committee：JNC)が作成したガイドラインJNC-8では，第一選択薬としてβ遮断薬を除くACE阻害薬，ARB，Ca拮抗薬，サイアザイド系利尿薬を平等

表2 主要降圧薬の積極的適応

		Ca拮抗薬	ACE阻害薬／ARB	サイアザイド系利尿薬	β遮断薬
左室肥大		●	●		
心不全			●*1	●	●*1
頻脈		●（非ジヒドロピリジン系）			●
狭心症		●			●*2
心筋梗塞後			●		
CKD	蛋白尿（−）	●	●	●	
	蛋白尿（＋）		●		
脳血管障害慢性期		●	●	●	
糖尿病／MetS*3			●		
骨粗鬆症				●	
誤嚥性肺炎			●（ACE阻害薬）		

*1：少量から開始し，注意深く漸増する。*2：冠攣縮性狭心症には注意。*3：メタボリックシンドローム
（文献5より引用）

に扱っており，この点ではJSH2014と同じである[6]。欧州高血圧学会（European Society of Hypertension：ESH）／欧州心臓病学会（European Society of Cardiology：ESC）のガイドライン（ESH／ESC2013）では，特定の薬剤を第一選択薬とせずに5種類の薬剤（利尿薬，Ca拮抗薬，ACE阻害薬，ARB，β遮断薬）の中から選択することになっている[7]。諸外国においてもβ遮断薬を除く利尿薬，Ca拮抗薬，ACE阻害薬，ARBは高血圧治療の基本となる薬剤になっている。

3) 効果のエビデンス

①降圧効果

2002年のALLHAT介入試験では「冠動脈疾患死および非致死的心筋梗塞」で利尿薬，Ca拮抗薬，ACE阻害薬に差が認められなかった[8]。よく引き合いに出されるACE阻害薬とARBの使い分けであるが，メタ解析では両薬剤とも降圧作用に関連した脳卒中，冠動脈疾患，心不全のリスクの減少があり，両薬剤間の効果に有意差は認められなかった。これまでに大規模な臨床試験でACE阻害薬またはARBのどちらかが優れた効果があるという報告はまだない[9]。また，ACE阻害薬とARBの各検討において，両薬剤ともに薬剤の種類別の降圧効果の程度に差は認められなかった[10)11]。

また，2015年にSPRINT試験の結果が公表された[12]。対象は50歳以上，収縮期血圧130〜180mmHg，心血管疾患リスク因子を1つ以上有する9,361例（糖尿病と脳卒中は除外）で，厳格降圧群（目標収縮期血圧120mmHg未満）と標準降圧群（目標収縮期血圧140mmHg未満）を比較したものである。結果は厳格降圧群が標準降圧群に比べて一次エンドポイントである複合心血管イベントを25％低下させた。ただし，二次エンドポイントである

脳卒中，心筋梗塞で有意差はなかった。この結果に対し専門家からは様々な意見が出ている。わが国のJSH2014ガイドラインでは75歳以上の後期高齢者の目標値は150mmHg未満としているが，この結果をふまえ，今後その目標値は下がっていくのかもしれない。特に高齢者に対しては副作用の頻度が高くなる可能性もあり，慎重に降圧をしていくことが重要と思われる。循環器領域では様々な臨床試験が行われており，1つの臨床試験の結果にすぐに飛びつかないようエビデンスを十分に吟味し臨床に生かす必要があると考える。また，個々の高血圧患者に対して最も降圧効果が高く，合併する種々の病態に応じた降圧薬を選択していく。

以下に，合併症のある患者における高血圧治療を示す。

② 合併症のある患者

(1) 心不全

左室収縮機能不全による心不全では，β遮断薬，レニン・アンギオテンシン（RA）系阻害薬，利尿薬を併用し，重症例にはアルドステロン拮抗薬を追加する。QOLおよび予後改善が期待される[13]。

(2) 冠動脈疾患

・狭心症

冠攣縮による狭心症には長時間作用型Ca拮抗薬が，器質的冠動脈狭窄症による労作性狭心症には内因性交感神経刺激作用のないβ遮断薬とCa拮抗薬のいずれもが第一選択薬になる[14]。

・心筋梗塞後

心臓突然死を含む致死性不整脈，左室機能不全による心不全の予防のために内因性交感神経刺激のないβ遮断薬，RA系阻害薬が推奨されている[15]。

(3) 糖尿病

多くの臨床試験においてACE阻害薬，ARBが微量アルブミン尿・蛋白尿を減らし，腎症の進行抑制のみならず，寛解・退縮をもたらすことが確認されている。さらにARBが正常アルブミン尿症例の腎症発症を抑制することが示された報告もある[16]。したがって，わが国のガイドラインではACE阻害薬，ARBが第一選択薬となっている。

(4) 腎疾患，慢性腎臓病 (chronic kidney disease：CKD)

RA系阻害薬が尿蛋白の多い症例で有効性が優れているため第一選択になる。一方，尿蛋白陰性の非糖尿病CKDではRA系阻害薬の優位性は明らかでなく，Ca拮抗薬や利尿薬も第一選択になる。多くの症例で併用療法が必要になる。腎機能や血清K値を定期的に確認し，降圧目標の達成と尿蛋白の正常化をめざす。

2. 降圧薬の不適切使用

● 副作用

過度な降圧，めまい，ふらつき，動悸や浮腫の発現はないか，確認していく必要がある。高齢者の寝たきりの原因となる転倒・骨折と降圧薬治療との関連では，新規に降圧薬を開始した高齢者において処方開始後45日以内の骨折発症リスクが，処方前あるいは処方開始後90日目以降と比較して1.43倍と有意に高いという報告がある[17]。また，転倒歴のある70歳以上の患者に対し降圧薬の用量が大きいと転倒事故が多くなったという報告もある(表3)[18]。

表3 転倒事故と降圧薬使用との関連について

	補正HR比（95% CI）
降圧薬の強さ	
不使用	1.00 (Reference)
中等用量	1.40 (1.03〜1.90)
高用量	1.28 (0.91〜1.80)
降圧薬の種類	
ACE阻害薬／ARB	0.93 (0.76〜1.14)
β遮断薬	0.96 (0.79〜1.17)
Ca拮抗薬	1.06 (0.87〜1.30)
利尿薬	1.06 (0.86〜1.32)

（文献18より作成）

どのように降圧薬を中止するか

1）中止を検討する患者

　高齢者の降圧薬の中止を検討する際に，米国のBeers Criteriaや欧州のSTOPP Criteria，わが国の「高齢者の安全な薬物療法ガイドライン2015」などが参考になります。2015 Beers Criteriaでは末梢性α遮断薬，中枢性α遮断薬，短時間作用型ニフェジピンなど挙げられています。STOPP Criteria 2015では高血圧の第一選択でのループ利尿薬，中枢性交感神経抑制薬（メチルドパ水和物，クロニジン塩酸塩など），高カリウム血症がある患者でのACE阻害薬などが挙げられています。「高齢者の安全な薬物療法ガイドライン2015」では非選択的α遮断薬，ループ利尿薬，非選択的β遮断薬が挙げられています。

2）中止時に気をつけること

　降圧薬の中止によるリバウンド現象に注意する必要があります。

特に中枢性交感神経抑制薬（クロニジン塩酸塩，メチルドパ水和物など）やβ遮断薬（プロプラノロール塩酸塩，メトプロロール酒石酸塩など）を服用している場合は急な中止による急激な血圧上昇に注意が必要です。数日かけて徐々に減らす必要があります。

3) 具体的な中止方法

血圧は季節変動があり，夏季に血圧が低下する患者では，一時的に降圧薬の減量あるいは中止を考慮してもよく，逆に冬季には血圧が上昇して増量や再投与が必要になることもあります。休薬に関する研究結果によると，休薬後の正常血圧維持率は3%，74%と報告によってかなり異なります。休薬後に正常血圧が維持できた患者の特徴はⅠ度高血圧，若年者，正常体重，低塩分摂取，非飲酒者，1剤のみの服用，臓器障害がないなどでした[5]。多剤併用の場合は患者背景をふまえ，なるべく1剤ずつ，血圧の状態を見ながら減量していくことが望ましいと考えます。

まとめ

高血圧治療における薬物治療は患者個々の病態に応じて薬物を選択していく必要がある。とくに高齢者では，加齢による各種臓器の機能低下により副作用の発現や降圧薬の反応も増強しやすいことに注意しなければならない。患者背景や生活環境も配慮し，非薬物療法も取り入れながら安全で有効な薬物療法を検討することが大切である。

参考文献

1) Messerli FH:N Engl J Med. 1995;332:1038-9.
2) DAWBER TR, et al:Proc R Soc Med. 1962;55:265-71.
3) 藤島正敏, 他:脳卒中. 2002;24(4):497-501.
4) 大日本住友製薬. [https://ds-pharma.jp/gakujutsu/contents/cv_guideline/vicissitude/]
5) 日本高血圧学会高血圧治療ガイドライン作成委員会, 編:高血圧治療ガイドライン2014. ライフサイエンス出版, 2014.
6) James PA, et al:JAMA. 2014;311(5):507-20.
7) Mancia G, et al:J Hypertens. 2013;31(7):1281-357.
8) ALLHAT Officers and Coordinators for the ALLHAT Collaborative Research Group:JAMA. 2002;288(23):2981-97.
9) Blood Pressure Lowering Treatment Trialists' Collaboration:J Hypertens. 2007;25(5):951-8.
10) Heran BS, et al:Cochrane Database Syst Rev. 2008;(4):CD003823.
11) Heran BS, et al:Cochrane Database Syst Rev. 2008;(4):CD003822.
12) SPRINT Research Group:N Engl J Med. 2015;373(22):2103-16.
13) 日本循環器学会:循環器病の診断と治療に関するガイドライン(2009年度合同研究班報告). 慢性心不全治療ガイドライン(2010年改訂版). [http://www.j-circ.or.jp/guideline/pdf/JCS2010_matsuzaki_h.pdf]
14) Heidenreich PA, et al:JAMA. 1999;281(20):1927-36.
15) 日本循環器学会:循環器病の診断と治療に関するガイドライン(2010年度合同研究班報告). 心筋梗塞二次予防に関するガイドライン(2011年改訂版). [http://www.j-circ.or.jp/guideline/pdf/JCS2011_ogawah_h.pdf]
16) Haller H, et al:N Engl J Med. 2011;364(10):907-17.
17) Butt DA, et al:Arch Intern Med. 2012;172(22):1739-44.
18) Tinetti ME, et al:JAMA Intern Med. 2014;174(4):588-95.

3章 ポリファーマシー症例への実際のアプローチ

その浮腫,どこから?

高田史門・北 和也

症例 75歳,男性。40歳頃から2型糖尿病に対して近医内科医院で内服処方を開始されていた。また,65歳時にC型慢性肝炎に対して,総合病院消化器内科でインターフェロン治療を施行され寛解していた。同時期より同消化器内科で処方を受けるようになっていた。1年ほど前から両上肢の痺れ感と疼痛を自覚しはじめた。そのため,かかりつけの同消化器内科で相談したところ,ロキソプロフェンナトリウム水和物,レバミピド,ケトプロフェン貼付薬を処方された。しかし症状が改善せず,再診時にプレガバリン,インドメタシン貼付薬を追加処方された。

その数カ月後より四肢に浮腫が出現しはじめた。そのため,同消化器内科でフロセミドを処方されたが改善しなかった。その後も浮腫は徐々に増悪し,痺れ感と疼痛の症状も強くなってきた。そのため,エパルレスタット,シロスタゾールを処方されたが症状は一向に改善なく,痺れ症状が強すぎて箸も持てなくなり,着替えもできなくなってしまった。また,浮腫も悪化して歩行も困難となり,階段の昇降はまったくできなくなってしまった。

かかりつけの総合病院が遠方で通院が困難になり,症状の加療希望で当院を受診された。

本人・家族から話を聴取すると,処方された薬の内容に関してあまり理解されていないまま,症状を伝えるごとに足し算処方されていったようであった。

既往歴としては糖尿病,高血圧とC型慢性肝炎があり,嗜好歴としては喫煙が1日10本程度,飲酒が1日1~2合程度の焼酎を飲む程度であった(以前は大酒家であった)。また,以前に覚醒剤の使用歴で服役していたことがあった。

1. 処方内容

> **総合病院消化器内科**

アゼルニジピン（カルブロック®）16mg　1回1錠　1日1回　朝
グリメピリド（アマリール®）3mg　1回1錠　1日1回　朝
グリメピリド（アマリール®）1mg　1回1錠　1日1回　夕
ピオグリタゾン塩酸塩（アクトス®）30mg　1回1錠　1日1回　朝
フロセミド（ラシックス®）20mg　1回1錠　1日1回　朝
ロキソプロフェンナトリウム水和物（ロキソニン®）60mg　1回1錠　1日3回　朝昼夕
レバミピド（ムコスタ®）100mg　1回1錠　1日3回　朝昼夕
プレガバリン（リリカ®カプセル）75mg　1回1カプセル　1日3回　朝昼夕
フルスルチアミン（アリナミンF®）25mg　1回1錠　1日3回　朝昼夕
ボグリボース（ベイスン®OD）0.3mg　1回1錠　1日3回　朝昼夕食直前
シロスタゾール（プレタール®）100mg　1回1錠　1日2回　朝夕
エパルレスタット（キネダック®）50mg　1回1錠　1日3回　朝昼夕食前
センナエキス（ヨーデル®S）80mg　1回3錠　1日1回　眠前
インドメタシン貼付薬（ラクティオン®パップ）70mg　1回1枚　1日2回
ケトプロフェン貼付薬（モーラス®テープL）40mg　1回1枚　1日1回
ケトプロフェン貼付薬（モーラス®テープ）20mg　1回1枚　1日1回

2. ケースの状況と問題

- もともと2箇所の医療機関から処方を受けていたものが1箇所に統合されており，患者の全般的な管理はなされている様子です。しかし，専門医（消化器内科）により専門以外の複数の疾患（整形外科領域）も管理されており，その管理内容に関して再度検討を要するでしょう。

- それほど多くの既往があるわけではありませんが，合計12種類

もの内服薬が処方されています。処方意図を確認する必要があると思われますが，上記のように受診医療機関を統一した際にそのまま処方を漫然と引き継いでいるものもあるでしょう。
- 今回のケースに関しては「痺れ」や「疼痛」といった非特異的症状に対して処方が開始されていき，その後「浮腫」が生じたために，さらに処方を追加していくといった，いわゆる"処方カスケード(prescribing cascade)"が影響していることが想像されます。症状に対して処方した薬剤は，そのまま漫然と継続せず，効果判定を適宜行い，効果が乏しければ中止することを常に念頭に置かなければいけません。

3. 処方内容をどう見直すべきか

処方薬が増えていった主たる要因として，処方カスケードが考えられました。これに対してどのように対応すべきかを考えなければならないでしょう。つまり，漫然とした対症療法を行うのではなく，その原因についてきちんとアセスメントを行うことが重要になります。

このケースではまず，患者本人ならびに家族への問診，診察を重点的に行いました。すると「痺れ」や「疼痛」の症状が出現する少し前から頸部痛が出現してきていた，という病歴が聴取されました。診察上，疼痛は自発痛であり，手指の関節部の腫脹や圧痛は認めませんでした。両手指は屈曲肢位になっており，筋力低下や巧緻運動障害もみられました。痺れは末梢優位の感覚鈍麻の症状が主体でした。頸部の診察を行ったところspurlingテストが陽性であり，頸椎MRIを撮像したところ，頸椎椎間板ヘルニアが認められ，「痺れ」や「疼痛」の原因が判明しました。

また，「浮腫」は下肢優位に四肢ともに認められ，fast edema

であったため，膠質浸透圧低下が原因と考えられました．原因精査として各種検査を行いましたが，血清アルブミン値正常，尿蛋白陰性で，肝機能・腎機能・心機能異常を疑う所見は認められませんでした．甲状腺機能や好酸球数も正常，炎症反応も陰性であり，胸腹水も認めませんでした．

　そのため，浮腫の病歴を再度詳細に聴取しました．頸椎椎間板ヘルニアによる「痺れ」や「疼痛」に対して，まずロキソプロフェンナトリウム水和物，レバミピドおよび湿布薬が処方されていました．それでも効果が乏しかったため，プレガバリンとエパルレスタットが処方されたようでした．その後まもなく「浮腫」が出現しはじめ，対症療法としてフロセミドが処方されていました．以上より，薬剤性浮腫に対する処方カスケードを疑い，現在の内服薬の中から被疑薬を検討することとしました．

　これらの内容を検討する中で，総論に記載されている考え方・ツールを適用しています．どのように適用しているかを述べていきます．

　適切な処方を考えるためのツール「Medication Appropriateness Index（MAI）」〔1章**チャプター11**（p28）〕のうち「薬の適応はありますか（適応）」の問題（薬剤性浮腫に対するフロセミドやエパルレスタット，シロスタゾール）が挙げられます．臨床上，原因のはっきりしていない状態に対処するために投与していることもあるかもしれませんが，薬物治療の効果や期間について慎重に吟味し，漫然とした投与の継続は控える必要があります．

　またMAIを適用して考えると，治療効果判定は，話を聞く限りではあまり行われていなかった様子であり，そのために中断するタイミングも想定されていなかったのではないかと思われます．効果判定→中断ということと，薬物有害反応を常に念頭

に置く必要があります。

これらをふまえて「処方レビューの手順」〔1章**チャプター12**（p30）〕で考えてみましょう。まず目的としては「痺れ」・「疼痛」の改善と「浮腫」の加療となります。効果としては、結果的に治療目標は達成されていません。むしろ安全性としては薬物有害反応が疑われているため中止を検討することが妥当でしょう。

今回のケースでは、浮腫の副作用をよく起こしうる薬剤（**表1**）[1]をチェックし、処方に含まれているものはすべて中止できないかを検討しました。また、対症療法的に処方されたものも同様に中止を検討しました。

表1 浮腫をきたしうる薬剤

①Na・水負荷量の増大	②腎でのNa・水排出量の低下	③血管透過性の亢進
・各種輸液 ・食塩 ・Na含有の抗菌薬（ペニシリン系、セフェム系など）	・NSAIDs ・降圧剤（Ca blocker、β blocker、α blockerなど） ・ホルモン製剤（副腎皮質ホルモン、エストロゲン、経口避妊薬など） ・糖尿病治療薬〔インスリン、経口血糖下降薬、インスリン抵抗性改善薬（ピオグリタゾン塩酸塩）など〕 ・中枢神経作用薬（カルバマゼピン、三環系抗うつ薬、ベンゾジアゼピン系、モルヒネなど） ・抗がん剤（5-FU、シクロホスファミドなど） ・漢方薬（甘草製剤など）	・Ca blocker ・薬剤アレルギー ・インスリン

（文献1より改変）

4. 患者中心のポリファーマシー対策

ステップ1

医師「○○さんの浮腫の原因になっている可能性のある薬はいくつかあって中止したいけど，症状が出現して処方してもらった薬を中止することに抵抗感があるかもなぁ」

患者「症状がしんどくて出してもらった薬だから，これをやめたらもっと症状が悪くなるんじゃないですか」

上記のように患者が考えるのはむしろ自然なことでしょう。まずは現在の症状の原因として最も可能性の高いものが薬剤性であることを，薬の内服開始からの経過などを聞きつつ，要所要所で説明を加えて少しずつ理解していってもらうことが重要です。医師―患者関係を構築することが問題解決に最重要であるので，決して頭ごなしな対応をしてはいけません。

ステップ2

医師「○○さんはC型肝炎や糖尿病，高血圧の既往はあるけれども，現在はコントロール良好だし，年齢的にもADL的にもまだまだ元気だから，ある程度内服を厳密に調整しつつ症状を軽減していきたいところだなぁ」

患者「とにかく今の症状さえよくなれば元気に過ごしていけると思っています。まだまだ老け込む歳じゃないですよ」

薬剤を中止することへの抵抗感はあるものの，優先順位としては症状の改善が上位に来ていることがわかりました。

ステップ3

医師「○○さんの処方に関してはツールとしてMAIに基づいて薬物治療の効果判定や治療期間を検討する必要があるなぁ」

患者「今は先生にお任せします」

ここで内服薬を再度リストアップして、不適切なものを同定していきます。リストアップしたものは先ほど記載しているため割愛します。

ステップ4

医師「○○さんの今回の浮腫はいろいろと原因を調べましたが、体に浮腫を起こすような病気は見つかりませんでした。そのため、浮腫を生じた時期から考えても今回の原因としては、内服していた薬の副作用によるものである可能性がかなり高いと思われます。ご自身では今内服している薬や、特に今回の痛みや痺れが生じてから飲みはじめた薬をどのように感じておられますか？」

患者「薬のせいで浮腫が出ることなんてあるんですか？ 痛みや痺れが出てから飲みはじめた薬は正直あまり効果があるようには感じていませんでしたが、ただ今以上に悪くなってはいなかったので、そういう意味では効果があるのかなと思っていました」

このように、これまでのやりとりをふまえて考えると、患者は効果に対してはやや半信半疑であったが、飲みはじめた薬をやめてしまうと症状がさらに悪くなってしまうのではないか、と考えなかなか処方医に相談することもできず、また処方医は効果が芳しくないと考え、さらに処方を追加していくという悪循環に陥っていたことがわかります。

処方内容に関しては、現在高血圧・糖尿病ともにコントロール良好（当院外来受診時のHbA1c 6.5％）であり、患者にとって現状でkey drugとなる重要な薬は見当たりませんでした。

ステップ5

医師「○○さんの内服薬の中で半分以上のものは今の○○さんには必要性が乏しいと考えています。むしろ副作用のほうが優位になっているものもありそうなので、それらは内服を中止して頂こうと思います。疼痛や痺れは頸椎椎間板ヘルニアの症状によるものと思われますので、そちらに対しては別の処方を1つだけ追加しておきます。

また、処方整理の経緯についてかかりつけの総合病院消化器内科の先生にも詳細にお伝えしておくようにいたしますので、ご安心下さい。もし糖尿病や高血圧、他の症状が悪くなった際には処方の再開や変更を考慮頂くために、定期的な血液検査や病状をチェックして頂くこともお願いしておこうと思います」

患者「先生に伝えて頂けるのはとてもありがたいです。それならば症状が再燃したり悪くなったりしても安心できます。よろしくお願いします」

上記のように説明を行い、患者に納得してもらった上で現在の内服薬のうち、対症療法的に処方され処方カスケードを形成していたフロセミド、ロキソプロフェンナトリウム水和物、レバミピド、プレガバリン、シロスタゾール、エパルレスタットのうち、プレガバリン以外はすべて中止することとしました。

ほかに、浮腫を起こしうることからピオグリタゾン塩酸塩を、また栄養状態も良好なことからフルスルチアミンを、糖尿病のコントロールも良好なことからボグリボースを、いずれも現状では不要と考え、処方を中止しました。そして、鎮痛対応としてプレガバリンに追加して、トラマドール塩酸塩/アセトアミノフェン配合薬を処方しました。

ステップ6 医師「今回○○さんの症状は頸椎椎間板ヘルニアと薬剤性浮腫によるものと考え，また糖尿病のコントロールが良好なことから○○さんの処方を先ほどお伝えしたような内容に変更させて頂きました。かかりつけ医の先生に診療情報提供書として詳細に記載させて頂きます」

患者「ありがとうございます，よろしくお願いします」

かかりつけ医の先生は何らかの考えに基づいて処方を行っており，処方変更の詳細な内容を伝えることで齟齬が生じにくくなります。患者の処方を変更した上で，変更に至った根拠や変更後の処方，またその後に起こりうる変化やそれに対して行ってほしい対応などを詳細に診療情報提供書に記載しました。

ステップ7 医師「○○さんの今後の処方や症状の管理に関しては，もともとのかかりつけ医の先生にお願いしようと思います。今回の内容は先ほど診療情報提供書に記載させて頂きましたが，同内容を電話連絡で直接お伝えしておき，すれ違いがないようにしておきます」

患者「もともと通院していたところのほうが慣れているのでそのようにして下さい。話もよくわからないのでなるべく細かく伝えておいてもらったほうが助かります」

今回の当院への受診で，処方内容が大きく変更されたことになります。そのため，今回の受診の契機から，処方の変更，今後の管理に至るまでを手紙だけでなく電話で連絡して直接話をすることで一方的なものではなく，双方向的なコミュニケーションをとり，極力患者の管理がスムーズに行えるように情報提供を行いました。

なお，今回は対症療法的な処方を整理することでポリファーマシーを解決することができましたが，他のツールとして「高齢者の安全な薬物療法ガイドライン2015」[2]の特に慎重な投与を要する薬物リストには，75歳以上の高齢者および75歳未満でもフレイル（要介護状態）の高齢者に対し，フロセミド，ロキソプロフェンナトリウム水和物，グリメピリド，ピオグリタゾン塩酸塩が挙げられており，可能な限り処方を控える，もしくは適宜中止・減量を常に検討するように，となっています。これら薬剤は結果的にすべて中止することができました。高齢者の過剰処方を見た際には適切な処方を考えるためのツールを適用できないか常に意識しておくことも大切です。

5. 最終的にこうなった

処方内容に関しては，以下のように変更しました。

変更後

アゼルニジピン（カルブロック®）16mg　1回1錠　1日1回　朝

グリメピリド（アマリール®）3mg　1回1錠　1日1回　朝

プレガバリン（リリカ®カプセル）75mg　1回1カプセル　1日3回　朝昼夕

センナエキス（ヨーデル®S）80mg　1回3錠　1日1回　眠前

トラマドール塩酸塩／アセトアミノフェン配合薬（トラムセット®）1回1錠　1日4回朝昼夕眠前

患者には一緒に来院していたご家族ともども説明を理解してもらった上で新規処方内容に納得して頂き，その後は引き続きかかりつけ医に通院して頂くこととなりました。

内服変更後，浮腫はほぼ完全に消退し，頸椎椎間板ヘルニアに対しては整形外科で症状緩和目的に手術を施行され，完治と

はいかないまでも手の痺れの症状は改善したようです。疼痛はいまだ残存しているようですが，内服で自制内にコントロールできているようです。また，高血圧・糖尿病ともに処方減量後もコントロール良好でした。

今回に関しては当院受診時の状況をかかりつけ医の先生に対して詳細に情報提供を行い，しっかりと情報共有できたことにより，連携もスムーズになり，患者の症状も改善しました。

6．ケースを経験して

今回の症例はおそらく読者の方でも似たような経験をしたことが多いのではないでしょうか。

まずは基本的なこととして，症状に対しては対症療法を行う前に常に原因を考える，ということが解決に向けてとても重要です。

多忙な外来中であればあるほど，痛み→鎮痛薬，浮腫→利尿薬といった脊髄反射的な対症療法を行いがちですが，ここで一歩立ち止まって常に原因検索を行うことが患者の利益につながることは間違いありません。

また連携としては，このように変更された内容や意図などを伝える際には，なるべく詳細な情報提供と直接コミュニケーションをとることを惜しまないことが重要です。意図がうまく伝わらなければ次回再度受診時には変更した処方が元通りに戻ってしまっているということも何度か経験しました。このようなコミュニケーションエラーを極力なくしていくためには手間を惜しんではいけないと強く思います。

clinical pearlとしては，

①常に症状に対してまずは原因検索を考える

②処方する薬には必ず副作用の側面がついてくる，「薬（クスリ）はリスク」をいつも頭の片隅に置いておく

③コミュニケーションに対する手間を惜しまない

これらを常に念頭に置いて臨床診療に取り組んで頂くことだと思います。

このケースが皆さんの処方整理の一助になれば幸いです。

参考文献

1) 海津嘉蔵, 他：日本臨牀. 2005;63(1):102-6.
2) 日本老年医学会, 編：高齢者の安全な薬物療法ガイドライン2015. メジカルビュー社, 2015.

3章 ポリファーマシー症例への実際のアプローチ

この咳を止めるのは，あなた。

川畑仁貴・北 和也

症例　脳梗塞・高血圧症・糖尿病・脂質異常症・慢性気管支炎で近医内科にかかりつけの80歳代，女性。脳梗塞後後遺症は認めずADLおよびIADLは完全自立しており介護保険も未申請であった。長男家族と同居し，喫煙歴はなく機会飲酒のみで手術歴もなかった。

入院前日の昼頃まで畑仕事をしていたが，その後から倦怠感の訴えがあり，同日夜間から発熱・寒気を認めた。入院当日も寒気が持続していたため，部屋のクーラーを使用せずに部屋で安静にしていたが，16時頃に寝室で倒れているところを家族が発見し救急車を要請，総合病院救急外来へ搬送された。精査の結果，尿路感染症による敗血症の診断で緊急入院，抗菌薬投与にて入院翌日には全身状態は改善した。入院翌日の血液培養から大腸菌（*Escherichia coli*）が検出されたため入院期間を含めた病状説明をしたところ，「それはわかったから，入院前に飲んでいた夜の咳止めを出してちょーだい。昔から気管が弱いのよ」とお薬手帳を手渡された。

入院時の胸部X線に異常所見はなく，気管支喘息の指摘はされていない。手帳を確認したところ，以下の処方が判明した。

1. 処方内容

> 近医内科

アスピリン（バイアスピリン®）100mg　1回1錠　1日1回　朝

カンデサルタンシレキセチル（ブロプレス®）4mg　1回1錠　1日1回　朝

プラバスタチンナトリウム（メバロチン®）10mg　1回1錠　1日1回　夕

エペリゾン塩酸塩（ミオナール®）50mg　1回1錠　1日2回　朝夕

デキストロメトルファン臭化水素酸塩水和物（メジコン®）15mg　1回1錠　1日2回　朝夕

アンブロキソール塩酸塩（ムコソルバン®）15mg　1回1錠　1日2回　朝夕

メコバラミン（メチコバール®）500μg　1回1錠　1日2回　朝夕

2. ケースの状況と問題

- 今回は高齢者の尿路感染症による敗血症という，市中病院でよく経験するケースです。かかりつけ医以外の医療機関を受診する機会が少ない患者においては，入院をポリファーマシー解消の好機ととらえることができます。

- 一見，対症療法として開始された後も漫然と継続されている可能性が高い処方であっても，実は患者にとっては重要な役割を担っている場合もあります。かかりつけ医との長年積み重ねてきた信頼関係を崩すようなことがあっては元も子もありません。そのため，現在困っている症状，そして解釈モデルをきちんと確認した上で処方の必要・不必要を判断し整理することが望まれます。

3. 処方内容をどう見直すべきか

今回のような尿路感染症の症例では，下部尿路症状の原因になりうる抗コリン作用を有する薬剤（総合感冒薬，抗ヒスタミン薬，抗不安薬，睡眠薬）[1]や麻黄含有の漢方薬（エフェドリンの作用による）などを内服していないか，それを契機に処方カスケードに陥っていないかを必ず確認します。

そして，それ以外の薬剤においてもMedication Appropriateness Index（MAI）〔1章チャプター11（p28）〕の10項目を評価していきます。

まず薬の適応や効果を確認していきます。本症例では対症療法として処方されている可能性がある薬として，エペリゾン塩酸塩，デキストロメトルファン臭化水素酸塩水和物，アンブロキソール塩酸塩，メコバラミンが挙げられます。これらについて，いつから・どういった症状に対して処方され・どの程度の効果が得られているか確認します。また，脳梗塞を背景とした高血圧症や脂質異常症の治療が適正かを評価します。入院環境は血圧コントロールには理想的な環境であるため，家庭環境における食事内容や家庭血圧を参考に内服薬を調整する必要があります。

用量や内服指示が正しいかについてですが，通常1日3回内服することが多い薬剤が朝夕1日2回の内服となっているものの，アドヒアランス向上のためにかかりつけ医が工夫した結果である可能性を考えてアプローチします。

治療期間については，先述のように漫然と処方されている可能性がある薬剤の妥当性を検討します。そして，臨床的に有意な薬物間相互作用が隠されていないか，UpToDate®の「Drug Interactions」や相互作用検出アプリ（「Epocrates」など）で確認します。

「高齢者の薬を中止するためのガイド」〔1章チャプター14（p41）〕にあるように，中止が必要な薬を認識した場合は減量・中止による有害事象の可能性がないかを考え段階的に減量すべきか判断します。入院期間中の薬剤減量・中止による有害事象の評価はあくまで短期的な評価となるため，退院後に不利益が生じていないか長期的な評価をかかりつけ医に依頼することを忘れないように注意します。

4．患者中心のポリファーマシー対策

ステップ1
医師「いろいろな症状でお困りのご様子ですが，いつ頃からどのような症状があるのかお聞かせ願えますか？ 今でもその症状でお困りですか？」

患者「年とってから気管が弱くなったんで咳が出るのが一番困ってます。薬で少しよくなった気はするけど，正直どの薬が効いてるのかはわかりませんね」

本人にとっての問題点は，「咳が改善しないこと」であり，「気管が弱いこと」が原因と認識しているようでした。症状改善に乏しいものの，諦めて鎮咳薬を継続内服しているというのが実情です。また，現在の内服薬について十分理解されていないものの，可能な限り内服薬を減らしたいという希望がありました。

医師「咳止め以外に脳梗塞に対する治療をされていますが，どのような症状だったのか教えていただけますか？」

患者「10年ほど前に右手が動きにくくなって，頭の検査で小さな脳梗塞があるからすぐ入院って言われてね。リハビリのお蔭で今はなんともないんだけど，その頃は右手先が少し痺れてた

かな。脳梗塞は怖いねぇ」

この患者は独居で畑仕事をするなど自立した生活を送っており，80歳代と高齢ながら生命予後が十分見込まれます。一時的ではあるものの脳梗塞による運動障害を経験したことで，「脳梗塞を再発させず，できるだけ自立して過ごす」という具体的な目標をお持ちのようでした。高血圧症，脂質異常症，そして脳梗塞の二次予防に対する内服を継続されており，これらは患者の目標に対する最も必要な治療と言えます。

ステップ1と**2**により，「脳梗塞の再発予防」と「内服薬を減らしたい」ということを共通の目標に設定することができました。

ステップ3

医師「こちらに内服されているお薬の一覧表を準備させていただきました。内服薬の説明をしますので，必要な薬を一緒に見直しましょう」

患者「そうそう，昔は肩がこったけど今は困ってないかな。手の痺れも今はないしね」

内服薬の一覧表を用いて不必要な治療を受けていないか確認していきます。メコバラミンは手足の痺れに対して，そしてエペリゾン塩酸塩は肩こりや腰痛など筋緊張状態の改善に対して長期的に処方される傾向がありますが，現在は無症状のため中止できる薬の候補となります。デキストロメトルファン臭化水素酸塩水和物とアンブロキソール塩酸塩の長期内服に対して疑問を持つものの，この患者にとってはkey drugとなっている可能性があるため中止に際しては納得のいく理由が必要です。

> **ステップ4**
>
> 医師「お困りの咳について今も続いている症状を改めて教えて下さい。そして,普段の血圧はどれくらいでしょうか?」
> 患者「痰は出ないんだけど,咳が出て困るのよ。気管が弱いからねぇ。胸焼けとか口が苦い感じ?……あぁ,それは朝起きたらときどきあるわね。家での血圧は130/75mmHgぐらいかしら」

実は痰を伴わない咳であること,そして逆流性食道炎に典型的な消化器症状[2]を伴っていることが判明しました。これまで長らく患者を困らせていた咳は,逆流性食道炎の消化器症状かもしれません。総合病院の内科外来に「主訴:持続する乾性咳嗽」で受診された場合は鑑別診断に逆流性食道炎が容易に挙がりますが,かかりつけ医のいつもの外来で「気管が弱いから咳が出る」と言われたら咳に対する対症療法が開始される可能性は十分にありえます。症状としては胸焼けが週に2〜3回以上あるため中等症例と判断し,ランソプラゾール(タケプロン®)15mg/日を開始するとともに生活指導も行い,症状経過を見ていく旨を患者に説明します[3]。逆流性食道炎様の症状を呈するその他の疾患がある可能性を念頭に置いておくことも重要です(**表1**)[4]。ランソプラゾール開始に伴いデキストロメトルファン臭化水素酸塩水和物とアンブロキソール塩酸塩は中止とします。

> **ステップ5**
>
> 医師「尿路の感染症は今回が初めてとのことですが,最近おトイレをする際に困ったことはありませんでしたか?」
> 患者「特に気にしたことはなかったわ」

薬剤有害反応を検討する中で,本症例のような尿路感染症の入院症例においては下部尿路症状をきたす原因薬剤の有無は必ずチェックが必要です。エペリゾン塩酸塩のインタビューフォームには

表1 逆流性食道炎様の症状を呈する疾患

薬剤性（NSAIDs，Caチャネル阻害薬，テトラサイクリン系抗菌薬）
好酸球性食道炎
アカラシア
胃潰瘍
Helicobacter pylori 胃炎
機能性ディスペプシア
食道癌・胃癌
胆嚢疾患
冠動脈疾患

（文献4より作成）

抗コリン作用をきたすとの記載があるため注意が必要ですが，幸いにも排尿困難は訴えておらず，その他の薬剤を含めて処方カスケードにも陥っていませんでした。現在では肩こりも気にならない程度のため今回をきっかけにエペリゾン塩酸塩は中止してみます。今後懸念される有害事象として，プロトンポンプ阻害薬による骨折，*Clostridium difficile* 感染症のリスク増加が考えられますので[5]，逆流性食道炎の治療期間をかかりつけ医へ提示しておくことが不可欠となります。

医師「それでは，お薬のうち4つを中止して，咳の原因を治療する薬を1つ開始して経過を見ていきましょう」

患者「あら，3つも薬が減って咳もよくなるなら，それはうれしいわね」

当院総合内科では入院中に調整を行うべき薬剤を確認した場合，可能な限り処方医にその旨を事前に連絡するか，少なくとも退院時の紹介状に処方変更に至った経緯とそれに伴う症状の変化

を記載するよう心がけています。また，退院後の長期的な治療計画についてもお願いした上で，新規薬剤による副作用や減薬が原因と思われる症状が出た場合には当科へ相談頂きます。今回の症例では脳梗塞やその基礎疾患の治療薬に関して新薬は使用されておらず，今回の薬剤調整により患者の経済的負担は最小限に抑えることができたと考えます。

ステップ7

医師「同居されているご長男がきちんと内服できているのか心配されていましたが，薬の内服に関して困ったことはありましたか？」

患者「飲んでいる薬をあまり理解してなかったからね。咳も出たり出なかったりだから夕方の薬は飲み忘れることがあったわね」

アドヒアランスの評価において，患者と同居されている家族から内服状況を確認することもひとつのポイントです。対症療法の薬を自己判断で調整していたため，プラバスタチンナトリウムの内服も忘れていたことが判明しました。内服調整後の4剤（アスピリン，プラバスタチンナトリウム，カンデサルタンシレキセチル，ランソプラゾール）を朝1回の内服指示とすることで内服忘れがないように取り組みました。

5. 最終的にこうなった

　入院の契機となった尿路感染症の治療経過は良好で第17病日に自宅退院となりました。入院中に慢性咳嗽の原因と判明した逆流性食道炎の治療効果に関しては，ランソプラゾール開始後から咳嗽は速やかに改善し消化器症状もほぼ消失しており，入院期間中における逆流性食道炎の治療効果は良好と考えました。

これまで気管が弱いために咳が出るのは仕方がないという思いで薬を飲み続けてこられましたが，入院を機に尿路感染症だけでなく咳までも解決できたことに家族も大変満足されているご様子でした．しかし，自宅の食事や生活リズムへ戻った後に症状が再燃する可能性があるため生活指導は本人だけでなく家族にも行い，再発しないよう一緒に取り組んで頂くことになりました．

かかりつけ医へは，咳嗽や消化器症状が消失している場合にはランソプラゾールは8〜12週間を目安に内服終了を検討頂き，また入院中に中止した薬剤により諸問題が生じた場合には当院へ受診頂く方針をお伝えしました．退院後も当院へ紹介や受診はされていませんので臨床経過に問題はなかったものと判断しています．

6. ケースを経験して

当然のことですが，薬の整理は目の前の患者が有する疾患の整理に繋がります．それらを整理する過程で，単に入院契機の疾患を治療するだけでは見逃してしまいそうな症状でさえ，ポリファーマシー解決の糸口となることを実感できる症例でした．

研修医の頃から，担当した患者が薬を飲んでいる理由や薬の開始前には必ずその副作用を認識しておくといった臨床教育を受けていましたが，やっとその意味が理解できはじめたのかもしれません．そういった臨床への基本姿勢を習慣づけてくれた指導医の先生方に今一度感謝致します．

| 参考文献 |

1) 水流輝彦, 他:Medicina. 2014;51(7):1282-5.
2) Klauser AG, et al:Lancet. 1990;335(8683):205-8.
3) Venkataraman J, et al:Trop Gastroenterol. 2012;33(1):21-32.
4) Moayyedi P, et al:Lancet. 2006;367(9528):2086-100.
5) 日本老年医学会, 編:高齢者の安全な薬物療法ガイドライン2015. メジカルビュー社, 2015, p107-11.

3章 ポリファーマシー症例への実際のアプローチ

とりあえずクスリを飲めば大丈夫！？ へき地診療所でのポリファーマシー対策

天野雅之・北 和也

症例　へき地の村に住んでいる60歳代，男性。ながらく隣の集落の診療所に通院し，当院へは風邪や予防接種などの臨時通院のみ行っていた。隣の集落の診療所医師が急遽，診療所を閉めることになったため，当院への通院を希望して，妻と2人で紹介状を持たずに受診した。妻と2人暮らし，喫煙歴なし，ビール750mL／日，手術歴なし。本人は「せんせぇ，血圧を下げたいのに，薬が変わっても全然よくならねぇ，どうにかしてくれよ」と訴えている。本人の話によると，高血圧，脂質異常症，慢性胃炎，痛風発作の既往，皮膚湿疹，右肩腱板断裂があるとのことであった。家庭血圧が160mmHg前後であり，血圧に対する不安感が強く，前医でも高血圧の治療薬をしきりに欲していた様子であった。新しい降圧薬が発売になるたびに変更されており，2カ月前からはアジルサルタンが開始されたとのこと。前医からは「とりあえず出された薬を飲めば大丈夫だから，すべてきちんと飲むように」と指導されていたようで，降圧薬は「きちんと内服している」とのことだが，それ以外は飲んだり飲まなかったりしているとのこと。お薬手帳はなく，くしゃくしゃになった薬袋から以下の処方が判明した。

1. 処方内容

前医

アジルサルタン（アジルバ®）20mg　1回1錠　1日1回　朝
ロスバスタチンカルシウム（クレストール®）2.5mg　1回1錠　1日1回　朝
トピロキソスタット（トピロリック®）40mg　1回1錠　1日1回　朝
ビオフェルミン®　1回1g　1日3回　毎食後
ビタメジン®　1回0.5mg　1日3回　毎食後
ヒルドイド®ソフト軟膏　1日1回　塗布
ベタメタゾン（リンデロン®軟膏）1日1回　塗布
ケトプロフェン貼付薬（モーラス®テープ）1回1枚　1日1回　貼付

2. ケースの状況と問題

- 今回はへき地診療所でのケースですが，診療の場に限らず，主治医変更の機会は突然訪れます。このタイミングは処方意図が不明な内服薬が明らかになることが多く，薬を見直す絶好のチャンスです。
- 病歴から，高血圧治療に対してこだわりをお持ちである様子がうかがわれました。「新しい薬」を使っても改善せず，内服を頑張っても結果が出ないことにイライラしている様子でした。同日に受診された奥様も難治性の高血圧をお持ちとのことで，どうやら生活習慣にも問題がありそうです。
- 村の診療所では人的資源が限られ，薬剤師が院内にいなかったり，院内薬局を設置せざるをえなかったりする場合もあると思います。住民の皆さんが「お薬手帳」の存在自体を知らない場合もあり，診療所が中心になって導入を進めていきましょう。

3. 処方内容をどう見直すべきか

処方レビューの手順〔1章チャプター12（p30）〕に沿って検討してみましょう。

①第一段階として，薬物治療の目的を見直します。ビタミン剤・整腸薬は意図不明であり，漫然と投与されている様子でした。高尿酸血症治療薬は，高血圧患者で尿酸値も高く，年内に2回の発作があったとのことですので，痛風発作の二次予防目的として内服加療は適当と思われます[1]。高血圧はガイドラインに従えば目標診察室血圧は140/90mmHg未満，家庭血圧は135/85mmHg未満であり，治療が必要な状態です[2]。ただし，高血圧の治療のベースは「食事療法・運動療法」であることに注意しましょう。脂質異常症治療薬は心血管イベントの一次予防目的に投与されている様子でした。軟膏は皮膚炎改善目的，貼付薬は疼痛緩和目的ですが，薬以外の別の方法でも対応できるかもしれません。

②第二段階として，主要な薬を検討します。本症例では降圧薬，高脂血症治療薬，高尿酸血症治療薬が該当します。

③第三段階として，不必要と思われる薬物を検討します。本症例では，ビタミン剤と整腸薬が該当します。

④第四段階として，治療目標が達成されているかを検討します。降圧薬は家庭血圧が150〜160mmHgであり，目標は達成されていません。高尿酸血症治療薬は内服を自己中断しており，いつから飲んでいなかったか不明でしたが，少なくとも最近の痛風発作は生じていない様子です。

⑤第五段階として薬剤有害反応を検討します。現時点では有害事象はきたしておらず，処方カスケードにも陥っていません。

⑥第六段階として，費用対効果を検討します。降圧薬も高尿

酸血症治療薬も新薬が使用されており，患者の経済的負担が大きい状態です。糖尿病や心不全も合併しておらず，特に禁忌もないため，降圧に用いる薬の種類に制約もなさそうでした。薬の選択には考慮の余地がありそうです。

⑦最終段階として，アドヒアランスの評価を行います。患者は，降圧薬に関しては強い関心を持って服用していました。しかし，それ以外の薬は飲んだり飲まなかったりで，家には残薬もある様子でした。高尿酸血症治療薬に関してはいつから内服していないかも忘れるくらい以前から内服を自己中断していたとのことでした。アドヒアランスの差がどこからくるのか，探っていく必要がありそうです。

4. 患者中心のポリファーマシー対策

ステップ1

医師「ところで，お薬は飲みたくないのに，高血圧のお薬にはこだわりがあるご様子ですね。ひょっとして何か，理由があるのでしょうか……？」

患者「仕事してると薬を飲むのが面倒でなぁ。でもよ，俺の親父が脳梗塞で亡くなって，医者は血圧が原因だからお前も気をつけろって言うもんだから……」

本人にとっては「脳梗塞予防」が関心の的であり，「降圧薬を飲むことが重要」と認識しているようでした。そのため，「血圧がよく下がる薬が欲しい」との希望でした。同時に，仕事で忙しい中で薬を飲むのが面倒で，できる限り内服を減らしたいとの希望でした。飲んでいる薬剤を一緒に振り返りながら，患者のニーズを探り，問題のある薬を一緒に同定していきました。

ステップ2

医師「高血圧はテレビでもよく取り上げられていますが、お父様の件も含め、高血圧という病気や治療法に対してどのようなイメージをお持ちですか?」

患者「脳梗塞に関係してるんだろ? 薬を飲んでいれば大丈夫だって言われたけど、ちっとも下がらねぇから心配なんだ」

この患者は自立した生活を送っており、定年退職後も自宅近くの施設でアルバイトを行うなど、活動的に過ごしています。生命予後も十分見込まれる状態であり、患者にとっての健康の指標は「脳梗塞を発症しない」と「血圧が高くない」であるようでした。心血管イベントを起こさずに天寿を全うすることはこの患者の健康ゴールとして適切でしょうから、高血圧・脂質異常症に対する介入が必要でしょう。「薬の種類は減らしたい」「脳梗塞予防をしたい」ということを共通の目標に設定し、薬の内容を見直していきました。

ステップ3

医師「なるほど、血圧や脳梗塞に関するご心配がよくわかりました。さて、ここに今あなたが飲んでいるお薬の一覧表をご用意いたしました。血圧以外の薬に関してはどのようにお感じですか?」

患者「とりあえず血圧の薬が飲めればそれでよかったし、医者は薬を飲めとしか言わないし、そもそも薬の一覧なんて見てもよくわかんねぇしなぁ」

次のステップで交渉に入る前準備として、各薬剤を見直していきました。ビタメジン®は悪性貧血の治療としては有効と思われますが[3]、この患者は胃切除既往やビタミンB欠乏の症状もなく、なぜ飲んでいるか本人もわからないとのことで、中止できるお薬の候補となります。同様にビオフェルミン®は慢性胃炎に対し

て処方されているとのことで，必須とは言い難く，中止できる可能性がありました．トピロキソスタットに関しては，年に2回の痛風発作歴もあり，ビールも好んで飲んでいるようなので，尿酸降下療法の適応はあると考えました．ただし，第一選択薬はアロプリノールとされています[4]．現時点で自己中断しているとのことですが，尿酸降下療法で痛風発作を予防できる可能性があります．アジルサルタンに関しては，START Criteria[5]でも「収縮期血圧160mmHg以上の場合の降圧薬治療」が推奨されており，降圧薬の使用自体は適応がある状態と思われます．降圧薬の選択に関しては，有意な合併症もないことから，考慮の余地がありそうです．たとえば，ロサルタンカリウムとカルシウム拮抗薬は痛風発作のリスクを軽減するものの，その他の降圧薬は痛風発作のリスクを微増させる報告があります[6]．また，この患者は経済的にも余裕があるとは言い難く，できるだけ低価格な薬を選択する配慮も必要です．アジルサルタンとアムロジピンベシル酸塩の降圧作用を比較した試験がありますが，純粋な降圧作用としてはアムロジピンベシル酸塩が優位であるとの報告[7]もありますので，院内採用されているアムロジピンベシル酸塩に変更することも考慮されました．ロスバスタチンカルシウムに関しては脂質異常症のリスクに対してガイドラインを用いて検討しましょう．スタチン導入前のコレステロールの値が不明ですが，仮に最も高い区分である「血清コレステロール区分6」に該当した場合，「非糖尿病，非CKD患者，収縮期血圧160～179，非喫煙者」であれば10年間の冠動脈疾患死亡率は2％以上5％未満となります[8]．心血管イベントリスクが5年間で10％未満の場合には死亡率に有意差がないという報告[9]もあり，この患者への一次予防としてのスタチン投与は必須ではないかもしれません．そして何より，尿酸，血圧とともに，薬物療法の前提と

しての「日常生活の見直し」が必要です。皮膚に関しては，皮脂欠乏性湿疹が疑われたため，必ずしもステロイドの使用が必須ではないと考えました。水回りの仕事が多いとのことなので，ゴム手袋の使用や保湿の徹底を図ることで対応できそうでした。ケトプロフェン貼付薬は紫外線への曝露で過敏症を呈しうるので貼付場所には注意が必要です。剝がした後の日光曝露も皮膚炎を生じうるので，注意喚起や他の貼付薬への変更が検討されます[10]。

ステップ4

医師「では，あなたの中では高血圧の薬がとても重要で，その他の薬は医者にお任せという感じだったのですね。いくつか減らせそうな薬や変更できそうな薬があるので提案させて頂きたいのですが，何か薬に関して追加で希望はありますか？」

患者「そうだな，とりあえず血圧の薬が欲しいな。でもよ，昔っから胃腸が弱いから，腸の薬もおくれよ。薬を飲んでなくても痛風は起きてないし，やめたいなぁ。他の薬も飲むの面倒くさいし，減らせる分は減らしておくれよ」

本人にとっては高血圧の治療，ひいては脳梗塞予防が最も大事であることが改めて強調されました。また，臨床的優先順位としては，高血圧をはじめとした生活習慣関連疾患への介入が必須であり，薬物療法とともに日常生活の行動変容が必要と考えられました。アジルサルタンに関しては，直ちに減量・休薬・変更するのではなく，まずは生活習慣改善の徹底を優先させ，血圧に応じて調整する方針を立てました。ロスバスタチンカルシウムも同様に，生活習慣改善を優先させ，本人と相談しながら内服の是非を検討することとしました。ビタメジン®とビオフェルミン®は中止を提案する方針とし，尿酸降下療法に関しては再開も視野に入れて提案する段取りを立てました。

> **ステップ5**
>
> 医師「では,まずはこのお薬から減らしてみませんか? そして,高血圧に関して,是非お伝えしたい情報があるのです」
>
> 患者「薬が減るのはうれしいなぁ。前はたくさん飲めって言われてきたからなぁ」

ビタメジン®中止はすんなりと受け入れてもらえましたが,ビオフェルミン®に関しては「便秘になったら怖い」とのことで完全な中止には難色を示されました。そこで,頓服に変更して体調を見ながら徐々に減らしていく方法を提案したところ,了承が得られました。生活習慣改善に関しては,運動療法と食事療法に関して情報提供を行い,特に減塩の方法に関して患者と一緒に検討しました。毎日の清掃業を通じて運動量は確保できていること,普段の食事は奥様の手料理であること,毎日晩酌をしていること,奥様も高血圧であることをふまえ,「奥様と相談し普段の食事の減塩を図る」ことと「休肝日を設ける」方針となりました。尿酸降下療法に関しては,「内服していなくても最近の発作が生じていないので,しばらくやめたままがよい,次に発作が起きたら飲みたい」との希望があり,休肝日設定によるビールの減量での対応としました。ケトプロフェン貼付薬は右肩への貼付が主であり,常に服の袖で隠れているとのことでした。本人のお気に入りの貼付薬であるとのことで,変更せずそのまま処方を継続しました。軟膏はいったん,ヒルドイド®ソフト軟膏のみに変更し,日々のスキンケアに関して情報提供を行いました。

> **ステップ6**
>
> 医師「では,お薬に関してはこの方針にしましょう。味つけのお話は,奥様にも一緒にお話を聞いて頂きましょう」
>
> 患者「あぁそうか,薬だけで全部が上手くいくわけじゃないんだなぁ。ここはひとつ,試してみるか。妻を呼んでくるよ」

今回のケースでは処方医と連絡をとることができませんが、処方医が別にいる場合はこの段階で連絡の段取りを考える必要があります。この患者の場合は、奥様のサポートが必須であるため、奥様にも加わって頂きました。味つけの件を奥様に聞いたところ、「確かにうちは濃い目の味つけなんです。私も高血圧で悩んでいるので、良い機会だし減塩してみます」と、減塩を快く引き受けてくれました。

ステップ7

医師「ではこの後、お薬の一覧を記載したお薬手帳をお渡しし、それぞれの薬に関して看護師から説明を聞いて頂きますね。日常生活改善、一緒に頑張ってみましょう！」
患者「よろしくお願いします」

本来であれば薬剤師から説明をして頂くべきところですが、当院には薬剤師がいないため、看護師から薬の注意点などを説明して頂いています。また、お薬手帳をお持ちでない住民が多かったため、お薬手帳の導入を行い、変更点が明確になるようにしています。副作用や減薬によると思われる症状が現れた場合には直ちに診療所に電話するようお伝えした上で、次回受診を予約し、症状を見ながら内服調整を進めていきました。

5. 最終的にこうなった

毎回の受診時に患者の想いを聞きながら、生活習慣改善がいかに脳梗塞予防に寄与するかを繰り返し情報提供するとともに、薬剤の副作用もお伝えし、それらが万が一出現した場合には必ず申し出るよう伝えました。家庭血圧は徐々に降下し、140mmHg程度で推移するようになり、薬価も考慮してアムロジピンベシル

酸塩2.5mgへ変更しました。これにより，費用対効果としては，アジルサルタン20mg（約140円/日）からアムロジピンベシル酸塩2.5mg（約26円/日）に改善されました。奥様の強力なサポートもあり，減塩も達成できているようで，最終的には130mmHg程度でコントロールできています。奥様は内服なしでも早朝家庭血圧が120mmHgでコントロールできるようになりました。改めて問い直すと，「きちんと飲んでいる」という表現には「他の薬と比べると」という前提条件があった様子で，実際は飲み忘れも多くあったようです。全体の内服数が減ったり，薬への関心が増したりしたことで，飲み忘れが減ったと推察されました。ビタメジン®は中止，ビオフェルミン®は頓用にしてもほとんど使用しなかったとのことで中止となりました。トピロキソスタットは中断のままですが，現時点では痛風発作は生じていません。ベタメタゾン軟膏も中止したままですが症状増悪はなく，ロスバスタチンカルシウムは血圧が落ち着いてから話し合う予定となっています。

6. ケースを経験して

　へき地などの医療機関が限られている場面や，昔から1箇所の医療機関に継続通院している患者の中には，ビタミン剤や整腸薬，胃薬が漫然と投与されている（もしくは患者が処方を強く希望する）ケースがまだまだ多数存在しています。こういった場合には，他施設からたくさんの薬が処方されるタイプのポリファーマシーは少なく，主治医の好みに偏った不適切処方，その結果としての処方カスケード，そして薬物有害事象の発生，というケースが多いように感じています。主治医が変わるタイミングは，こうした処方を発見できる良い機会ですので，積極的

に利用して薬の整理につなげていきましょう。ただし，このようなケースでは，処方医・患者とも薬に対して過度の期待を抱いている場合が多く，「薬を減らす」ということに対して難色を示されることが多いように感じます。無理に変更・減薬を推し進めず，患者—医師間の信頼関係をつくることから始めていきましょう。良好な信頼関係は日常生活における行動変容にもつながります。生活習慣病の治療の第一選択はあくまで「食事・運動療法」であり，行動変容によって薬物療法が不要になったり，減薬できたりしたケースも少なからずあります。薬を減らす方法のひとつとして，行動変容の手法を取り入れてみることも有効かもしれません。また，へき地などで人的資源が限られている場合でも，お薬手帳を導入したり，住民と付き合いが長い看護師にポリファーマシー対策のチームに加わってもらったりすることで，効果的なポリファーマシー対策を提供できると感じています。その場で利用できる資源を最大限に活かし，どのような場面であっても，適切な処方を心がけていきましょう。

参考文献

1) Mikuls TR, et al: Arthritis Rheum. 2004; 50(3): 937-43.
2) 日本高血圧学会高血圧治療ガイドライン作成委員会，編：高血圧治療ガイドライン2014. [http://www.jpnsh.jp/data/jsh2014/jsh2014v1_1.pdf]
3) Kuzminski AM, et al: Blood. 1998; 92(4): 1191-8.
4) Sivera F, et al: Ann Rheum Dis. 2014; 73(2): 328-35.
5) Barry PJ, et al: Age Ageing. 2007; 36(6): 632-8.
6) Choi HK, et al: BMJ. 2012; 344: d8190.
7) Kario K, et al: Hypertension. 2015; 65(4): 729-35.
8) 日本動脈硬化学会，編：動脈硬化性疾患予防ガイドライン2012年版．日本動脈硬化学会，2012.
9) Cholesterol Treatment Trialists'(CTT) Collaborators, Mihaylova B, et al: Lancet. 2012; 380(9841): 581-90.
10) 今井亜紀子，他：日皮アレルギー会誌．2003; 11(4): 161-6.

3章 ポリファーマシー症例への実際のアプローチ

もう一度，自分の畑が見たい
末期癌患者を住みなれた自宅へ帰すために薬剤調整した症例

井上博人・北 和也

症例 高血圧と前立腺肥大症の既往がある79歳，男性。腎細胞癌再発，脳転移，肺転移が見つかり総合病院に入院しγナイフ治療，抗癌剤の内服治療を受けていた。入院中に認知機能が低下し意思疎通も困難な状態となり，PS 4と判断され予後は1年程度と考えられていた。看取りも見据え，自宅から近い当院（老健併設の有床診療所）で加療することを家族が希望し転院となった。転院時，意思疎通は可能であるが，傾眠がありぼんやりとしている状態であった。座位は可能であったが自分からの発語はほとんどなかった。左肘に褥瘡も認めた。家族は，不穏や不眠への対応で病院に泊まり込んで看病をしていた経緯もあり，疲弊している様子であった。前医に入院する前は，ADLは自立していた。現在，前医から抗癌剤を含めて15種類の内服薬が処方されている状況であった。

ご家族から見て本人が希望していることを尋ねると，「もともと百姓をしており，自分の畑を心配している。自宅に帰りたいという気持ちが強いと思う」との答えが得られた。

入院の継続や施設入所に対する金銭的な心配もしておられ，在宅での療養も考えておられたが，同居する息子夫婦は共働きなので日中は家にはおらず，在宅で介護することは難しそうだと考えておられた。

1. 処方内容

転院時

アキシチニブ（インライタ®）5mg　1回1錠　1日1回　朝

デキサメタゾン（デカドロン®）4mg　1回1錠　1日1回　朝

ニフェジピン（アダラート®CR）20mg　1回1錠　1日1回　朝

バルサルタン（ディオバン®）40mg　1回1錠　1日1回　朝

ウラピジル（エブランチル®）15mg　1回1カプセル　1日2回　朝夕

トリクロルメチアジド（フルイトラン®）1mg　1回1錠　1日1回　朝

レベチラセタム（イーケプラ®）250mg　1回2錠　1日2回　朝夕

エチゾラム（デパス®）1mg　1回1錠　1日1回　眠前

ラメルテオン（ロゼレム®）8mg　1回1錠　1日1回　眠前

リスペリドン内用液（リスパダール®）1mg　1回3包　1日1回　眠前

抑肝散　2.5g　1回1包　1日1回　眠前

五苓散　2.5g　1回2包　1日3回　朝，昼，夜食前

コハク酸ソリフェナシン（ベシケア®）5mg　1回1錠　1日1回　朝

タムスロシン塩酸塩（ハルナール®）0.2mg　1回1錠　1日1回　朝

ランソプラゾール（ランソプラゾール®）15mg　1回1錠　1日1回　朝

2. ケースの状況と問題

- 予後1年程度の末期癌患者が自宅から遠方にあるホスピスではなく，在宅看取りも含めた緩和治療を希望し療養病床へ転院となったケースです。
- 不穏や不眠の症状を軽減するために徐々に内服薬を増量していった結果，内服薬の数が増えていっている状況でした。現在のADLは気分安定薬の過剰投与によってもたらされている可能性も考慮される状況です。

● 緩和化学療法として高額な抗癌剤の投与と，その副作用を軽減するための処方も追加されています。余命が短い患者に対して本当に必要な処方なのかを今後の療養の場(在宅や施設入所)を想像しながら判断する必要があります。

3. 処方内容をどう見直すべきか

1) 睡眠薬・気分安定薬(ラメルテオン，エチゾラム，リスペリドン内用液，抑肝散)

前医で入院中に不穏や不眠があり，徐々に増量されていった結果の処方だと推測されます。高齢者であり投与量としてはかなり大量であると考えられます。現在，不穏行動や不眠は認めておらず減量・中止の必要がありそうです。

エチゾラムやリスペリドン内用液は急激に中止すると反跳性不眠などの離脱症状が現れる可能性があるため漸減したほうがよいと考えられます。抑肝散とラメルテオンに関して，現在の傾眠が出ている状態であれば中止しても問題ないと考えられますが，不穏行動などには注意が必要です。

2) 抗癌剤(アキシチニブ)

抗癌剤は癌治療にとってkey drugなので，今回処方されている薬の中でも，特殊な薬剤です。どんな効果が見込まれ，副作用が出現する可能性があるのか，出現した副作用がADLを害していないかを十分に考える必要があります。

また，高額な薬(インライタ®錠5mg 1錠＝9,094円)であることも考慮する必要があります。本症例にとって本当に必要な薬なのかを考える上で「薬剤中止を考えるためのフローチャート」〔1章チャプター14(p41)〕を使用して考えていきたいと思います(**表1**)[1〜3]。

表1 抗癌剤（アキシニチブ）についての検討

その薬の適応のエビデンスに基づいたコンセンサスがあるか
アキシチニブは第3相臨床試験にて前治療のある転移性腎細胞癌に対して，ソラフェニブ（プラセボと比較して無増悪生存期間を延長することが証明されている）と比較して，無増悪生存期間を有意に延長することが示されている[1]。しかし，全生存期間はほとんど変えない[2]。
適応が妥当で関連性があるか
適応は，根治切除不能または転移性の腎細胞癌で，成人には1回5mgを1日2回経口投与するが，患者の状態により適宜増減をする。 高血圧，甲状腺機能障害，血栓塞栓症の既往がある患者，脳転移，外科処置後，創傷が治癒していない患者，中等度以上の肝障害がある患者に対しては慎重投与となっている。適応としては慎重投与群（高血圧，脳転移，創傷あり）である。現在は通常より減量した量が投与されている。
薬の副作用が利益を上回っているか
多い副作用としては，発声障害，高血圧，手掌・足底発赤知覚不全症候群，下痢，疲労，甲状腺機能低下，創傷治癒の遅延がある[3]。 今回の症例において，高血圧に対しては降圧薬が処方されており，血圧のコントロールは良好であるが，薬剤数の増加原因となっている。また，発語が少なく発声障害が生じている可能性はある。副作用がADLを低下させている可能性はあるが，無増悪生存期間の延長とどちらを優先するかは，価値観の問題でもあるので一概に評価はできない。
有害症状や徴候が薬と関連しているか
有害症状としては，創傷治癒の遅延，発声障害，疲労に関しては関連している可能性がある。
問題となっている薬よりも優れている他の薬があるか
現在，投与可能な薬では効果，副作用の頻度とも一番優れた薬である。
有害なリスクなく用量を減らすことが可能か
減量は出現した副作用ごとにプロトコールが存在するので可能であるが，減量しても無増悪生存期間を延長できるかは不明である。

（文献1～3より作成）

問題点をまとめると以下のようになります。

①創傷治癒の遅延の原因や活動性の低下（発声障害，疲労）の副作用が出現している可能性がある。

②脳転移の治療後であり，出血のリスクがある。

③副作用を予防する目的で降圧薬の増量が必要となっている。

抗癌剤により無増悪生存期間を延長する効果が見込めますが，副作用を考えると減量や休薬が必要と考えられます。患者やその家族の価値観を共有し，希望によっては中止も考慮されると考えます。

3) 抗てんかん薬（レベチラセタム）

脳転移に対する治療後の症候性てんかん予防として投与されていると考えられます。なかなか中止しにくい薬です。病歴を聴取して過去にてんかん発作が起こっているようであれば投与を継続する必要があります。

4) 降圧薬（ニフェジピン，バルサルタン，トリクロルメチアジド，ウラピジル）

もともとはトリクロルメチアジド内服のみでコントロールされていたので，アキシチニブを中止する場合は減量・中止が必要になると予測されます。

ウラピジルに関しては排尿障害に対する薬としても使用されている可能性があります。

5) 排尿障害治療薬（コハク酸ソリフェナシン，タムスロシン塩酸塩，ウラピジル，五苓散）

抗コリン作用を持つ薬が多く処方されているので，薬剤を整理したあと減量することが可能と考えます。現在，排尿障害はありませんので1剤ずつ中止していくことが可能と考えます。五苓散は浮腫や胸水の改善の効果が期待されますが，通常の倍量処方となっているので，通常量まで減量を行ったほうがよさそうです[4]。

6) その他の薬（デキサメタゾン，ランソプラゾール）

デキサメタゾンは癌による悪液質の改善や抗癌剤の副作用である嘔気に対する効果[5)6)]を狙っていると考えられます。症状に合わせて漸減していくことが考慮されます。

ステロイド潰瘍予防，アキシチニブの添付文書を考慮すると消化管出血はリスクなのでランソプラゾールの投与は継続が必要そうです。

4. 患者中心のポリファーマシー対策

ステップ1

医師「う～ん……気分安定薬が大量に処方されていて，どっぷり浸かっている状態だな。この状態でPS 4の評価でよいのだろうか？ 超高額な抗癌剤も処方されているし，漢方薬もなんだか多いようだ。きちんと内服できているのだろうか？」

患者「眠くてだるいです。あと肘が痛い。薬も多くて飲むので精一杯」
家族「日中もずっと寝ている，薬の量は多いなと思っていました」

眠気が強く活動が低下している状況であり，まず気分安定薬の減量が必要と判断しました。気分安定薬を減量することによってADLが改善する可能性があったため，中止した後に評価を行ってから，今後の目標を決定することにしました。

抗癌剤については情報不足であったため，薬剤情報を集めた上で，療養先をどうするかを含めて，後日に家族とどうするか相談することになりました。

ステップ2

医師「睡眠薬を減量して活気が出てきたようだ。自宅の近くに帰ってきたせいもあって環境が良いのか不穏にもなっていないし順調だな。でも，今の処方で施設や在宅で薬の管理はできる

のだろうか。今後の方針について相談して決めなくてはいけないな」

家族「少し活気が出てきたのでよかった。前の病院の先生からは，余命も1年くらいで緩和ケアが必要と聞いている。抗癌剤については中止してもかまわないけど，こちらの先生と相談して決めてくれと言われています。不穏になったときに，自分の畑へ行くって言って聞かなかったんですよ。癌で入院する前までは毎日畑に行っていたから思い入れも強いのかもしれない。自宅で療養させてあげたいけど，本人ができるだけ辛くないようにして欲しい」

本人と家族の希望を尊重し，在宅で療養を継続することを目標とすることにしました。その上で，不要な薬は中止し，ADLの維持に関わる薬はできるだけ継続する方針としました（**図1**）[7]。

Disease	Illness
#1 腎細胞癌（多発転移） #2 不眠，不穏 #3 左肘褥瘡 #4 ポリファーマシー	Feeling：自宅に帰りたい。 このままよくならないのかと思うと不安。 Idea：癌のせい？ Function：眠くて動けない。 Expectation：自宅に帰れるように治療して欲しい。
Person	Context
79歳，男性 やや細身，身長170cm，日に焼けている 職業：農家 既往歴：高血圧，前立腺肥大症 生まれてから同じ土地で暮らしている。 仕事が生きがいであった。	介護未申請。 息子夫婦は共働き。 嫁は介護職。 妻も高齢であり， 自分の身の回りのことで精一杯。 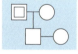

図1 PCMレビュー

PCM：四分割表（patient centered method）　　　　　　　　　　　　　（文献7より作成）

ステップ3

医師「緩和治療を行っていく上で，抗癌剤は必要なのだろうか，癌の増悪も心配だが，脳出血が起こる可能性もある。副作用にも注意が必要だ。薬価も高いし家族や本人の希望がなければ中止してもよい気がする。他の薬も抗癌剤をやめれば，減らすことができそうだ」

家族「抗癌剤についてはよくわからない，やめてしまっても大丈夫なのでしょうか？ 必要な薬なら高額でも仕方ないと思っている」

ご家族は抗癌剤をやめると急に状態が悪くなるのではないかと心配していました。

ご家族に抗癌剤の効果と副作用について説明することにしました。説明を聞き，中止の判断はもう少し相談させて欲しいと希望されたので，後日確認することにしました。

ステップ4

医師「気分安定薬を減量して，活気が出てきてリハビリもしっかりできている。PTさんの話では少し歩くこともできているみたいだ。今困っていることはないだろうか？」

患者「肘の傷がなかなかよくならないです。あと食欲があんまり出ない」

ADLの改善があり在宅へ帰すことが現実的な状況まで改善しました。褥瘡はなかなかよくなりません。褥瘡の処置を在宅でしなくてよいように改善したいところです。創傷治癒が遅延している状況を考えると抗癌剤は中止したほうがよいと判断しました。降圧薬や他の処方についても整理できるタイミングであると判断しました。

ステップ5
医師「家族に再度，抗癌剤の中止を提案してみよう」
家族「入院中であれば，色々対応してもらえるので安心。退院前に一度中止してみてもよいかと考えていた。他の薬も減らすことができるなら中止がよいと思います」

家族の同意も得ることができたため，入院中に抗癌剤を中止して，血圧の経過，食事量や排尿状況を観察することにしました。

ステップ6
医師「抗癌剤を中止することになるから，血圧の変動には注意が必要になるな。気分安定薬も漸減中であり，不眠や不穏，消化器症状が出現する可能性を関わりのあるスタッフと確認しておこう」

看護師，PTに対して，薬剤の減量に伴う症状が出現する可能性を伝え，注意してもらうようにしました。

ステップ7
医師「薬剤を中止しても大きな問題は起きていないな。いよいよ退院できそうだ。家での生活も問題がないか把握しておきたいな。ケアマネジャーさんとも連携をとらなくてはいけないな。リハビリも必要だし診療所に併設している施設でデイサービスを利用できるようにしよう！」

杖歩行でトイレまで行けるようになり，自宅へ退院することになりました。
介護保険を利用し診療所に併設している介護老人保健施設のデイサービスを利用することも決まり，月に一度の外来だけでなくデイサービスでも体調確認と新たな問題が出現しないか確認することになりました。

5. 最終的にこうなった

　気分安定薬を漸減することによりリハビリが進み，自分で動くこともできるようになりました。不眠や不穏も認めませんでした。抗癌剤も中止することになりました。中止後に褥瘡も軽快しました。降圧薬も減量することができています。処方も整理され，15剤内服していた薬も7剤まで減量することができました（表2）。幸い大きな問題もなく自宅退院となりました。

表2 入・退院時の処方薬と薬価の比較

入院時の処方			退院時の処方		
薬剤名		1日薬価(円)	薬剤名		1日薬価(円)
インライタ®5mg	1錠	9,094	デカドロン®4mg	1錠	35
デカドロン®4mg	1錠	35	フルイトラン®1mg	1錠	9
アダラート®CR20mg	1錠	29	イーケプラ®250mg	4錠	494
ディオバン®40mg	1錠	29	五苓散 2.5g	3包	44
エブランチル®15mg	2CP	17	ベシケア®5mg	1錠	194
フルイトラン®1mg	1錠	9	ハルナール®0.2mg	1錠	121
イーケプラ®250mg	4錠	494	ランソプラゾール®15mg 1錠		31
デパス®1mg	1錠	12			
ロゼレム®8mg	1錠	84			
リスパダール®1mg	3包	241			
抑肝散 2.5g	1包	11			
五苓散 2.5g	6包	87			
ベシケア®5mg	1錠	194			
ハルナール®0.2mg	1錠	121			
ランソプラゾール®15mg 1錠		31			
		10,488			928

息子に付き添ってもらい希望されていた自分の畑に立つことができました。

後日外来へ自分の足で入室してきたときに見せてくださった笑顔には，感慨深いものがありました。

6. ケースを経験して

普段使い慣れていない抗癌剤をどう扱うべきか悩んだ症例でした。また，末期患者の不穏や不眠に対して過度な鎮静を行えば，介護者のQOLはよくなるかもしれません。しかし，本来の望めた患者のQOLを低下させてしまう可能性があります。今回，安易な睡眠薬や気分安定薬の処方は罪であると自覚しました。

この患者は退院の9カ月後に状態が悪化し，そのまま永眠されました。最初は，抗癌剤を中止して本当に大丈夫か不安でした。今回のような判断に迷う状況で，全体を俯瞰して考えるために，色々なツールを使用することができると思います。緩和化学療法がより侵襲的なケアを受けることに繋がり，ホスピスへの紹介を遅らせるというデータもあります[8]。

デイサービスで楽しそうにされている姿を見ることができたことは，大変嬉しかったです。忙しさに流されてしまいがちですが，しっかり立ち止まり，患者に向き合う姿勢を大切にしたいと思います。

参考文献

1) Rini B, et al:J Clin Oncol. ASCO Annual Meeting Proceedings. 2005;23(16S): 4509.
2) Pfizer's Phase Ⅲ Trial in mRCC Turns Up Positive Results. 2010.
3) ファイザー：インライタ®錠1mg・5mgインタビューフォーム. 2016年2月改訂第4版.

4) 日本老年医学会，編：高齢者の安全な薬物療法ガイドライン2015．メジカルビュー社, 2015.
5) Yennurajalingam S, et al：J Clin Oncol. 2013；31(25)：3076-82.
6) 日本癌治療学会：がん診療ガイドライン. [http://www.jsco-cpg.jp]
7) 松岡史彦，他：プライマリ・ケア―地域医療の方法―．メディカルサイエンス社, 2012
8) Wright AA, et al：BMJ. 2014；348：g1219.

3章 ポリファーマシー症例への実際のアプローチ

離島におけるポリファーマシー
木も見て森も見ることの重要性

朴澤憲和・北 和也

症例 81歳，男性。陳旧性脳梗塞，高血圧症，脂質異常症，高尿酸血症，前立腺肥大症，アルツハイマー型認知症，不眠症で他院に通院中。糖尿病，腎障害はなし。

妻と2人暮らしでADLは自宅内自立，歩行も可。たまにむせるが食事可能で飲酒もたしなむ。難聴と記銘力障害はあるが，日常生活に支障なし。

入院2カ月前，発熱，咳嗽を認め他院でインフルエンザと診断。数日で症状は改善したが，安静臥床の影響で活動性が低下した。また，不眠と夜間の興奮が出現し，他院精神科を受診，認知治療薬と漢方薬が追加された。

入院3日前に自宅で転倒後から持続する臀部痛のため当院整形外科を受診。左臀部筋肉内血種と診断された（図1）。また来院時血圧が90／50mmHg，ふらつきも認め入院となった。入院時採血で血清クレアチニンが2.20mg／dL（4カ月前0.7mg／dL）であった。

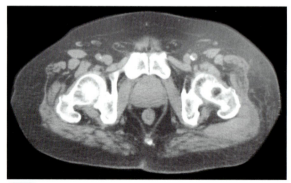

図1 左臀部筋肉内血種

1. 処方内容

かかりつけ医

カンデサルタンシレキセチル（ブロプレス®）4mg　1回1錠　1日1回　朝

チクロピジン塩酸塩（パナルジン®）100mg　1回2錠　1日1回　朝

ベザフィブラート（ベザトールL®）200mg　1回1錠　1日1回　朝

シロドシン（ユリーフ®）4mg　1回1錠　1日1回　朝

イフェンプロジル酒石酸塩（セロクラール®）20mg　1回1錠　1日1回　朝

アロプリノール（アロプリノール®）100mg　1回2錠　1日1回　朝

ドキサゾシンメシル酸塩（ドキサゾシン®）1mg　1回1錠　1日1回　朝

コハク酸ソリフェナシン（ベシケア®）5mg　1回1錠　1日1回　朝

フロセミド（ラシックス®）20mg　1回1錠1日1回

アリスキレンフマル酸塩（ラジレス®）150mg　1回1錠　1日1回　朝

ゾルピデム酒石酸塩（ゾルピデム酒石酸塩®）5mg　1回1錠　1日1回　就寝前

クアゼパム（ドラール®）15mg　1回1錠1日1回　就寝前

他院精神科

リバスチグミン（イクセロン®パッチ）9mg　1回1枚　1日1回　貼付

抑肝散　7.5g　1回1包　1日3回　朝昼夕

大承気湯　2.5g　1回1包　1日3回　朝昼夕

アリピプラゾール（エビリファイ®）3mg　1日1回　1回1錠　就寝前

他院内科

酸化マグネシウム（マグミット®）330mg　1回2錠　1日3回　朝昼夕

2. ケースの状況と問題

- 高齢者に多数の薬が複数の医療機関から処方されているケースです。
- 医療機関同士での情報共有はできていなかったようです。
- 治療薬による有害事象が生じた可能性が考えられました。

3. 処方内容をどう見直すべきか

高齢者への不適切処方を回避するため，10のステップの枠組み〔1章チャプター14（p41）〕を用いました[1]。

①各医療機関から服薬歴を確認しました。

②腎機能障害，傾眠，血圧低下，転倒は薬物による有害反応の可能性を考えました。

③認知症の病期と本患者の生命予後を検討したところ[2]，一定以上の意思疎通は可能で寝たきりでなく，半年以上の予後が見込めると判断しました。

④ケアのゴールとして，本人・家族とも延命処置や侵襲的な検査・治療を希望されず，家族は本人の苦痛の除去と精神面での安定化，介護負担の軽減を希望されました。

⑤，⑥薬剤は各種ガイドラインを参考に導入，使用されていました。

⑦しかし，治療による利益・リスクの検討はされていませんでした。

⑧〜⑩薬剤の相対的効用値，中止・減薬できる薬剤の同定，計画の実施・モニタリングを入院中に行うこととしました。

4. 患者中心のポリファーマシー対策

ステップ1 ●薬物治療の目的・目標をはっきりさせる

入院時本人は傾眠傾向であり，まず家族の意向を確認しました。

医師「お薬をいろいろ飲まれていますが，どうお考えですか？」
家族「薬が多いですね。最近は眠っていることも多く，服薬介助が大変です」
医師「生活習慣病やその治療については，どうお考えですか？」
家族「歳なので，極端に悪い値でなければいいのかなと。薬減ったらいいね」

ステップ2 ●主要な薬を明らかにする

医師「皆さんが必要だと思う薬はありますか？」
患者「貼る薬と便秘の薬だけ下さい」
家族「排便と排尿，不穏・不眠はよくなってほしいです」

意識状態が改善した後，本人に薬に関しての考えを確認したところ，本人は「便秘の薬と貼り薬はないと困るが，ほかはよくわからん。先生に任せる」とのことでした。
上記のように話し合い，①排便改善薬，②排尿障害改善薬，③精神症状に対する薬剤，これらを主要薬剤と考えました。

ステップ3 ●不要な薬物治療を受けていないか

投薬の適応について，以下の通り検討しました。
①高中性脂肪血症に対するフィブラートの使用は，総死亡や心血管死，脳卒中などを減らさなかったとの報告がある[3]。中性

脂肪が1,000mg/dL以上では急性膵炎予防のためフィブラートの使用を検討する報告があるが[4]，逆に使用することで膵炎のリスクを上げる報告もある[5]。本症例は180mg/dL程度であり投与の必然性は高くない。

②本症例は痛風や尿管結石の既往，慢性腎臓病はなく，無症候性高尿酸血症であり，その治療に関しては，統一された方針は明らかではない[6]。また，入院時に腎機能障害を認めており，血中濃度上昇による副作用増強のリスクも高くアロプリノールは中止しよう。

③脳循環改善薬に関しては，わが国の治療ガイドライン[7]ではグレードC1，患者の症候から適応を十分に考えて使用するとあり，優先順位は低いと考えられる。

④降圧薬は4種類処方されていたが，高尿酸血症や起立性低血圧，腎機能障害[8〜11]の原因となった可能性が高い。心不全の既往はなく，フロセミドは足の浮腫に対し処方されたようだ。処方の適応を再検討しよう[12]。

これらをふまえ，以下のように話し合いました。

医師「いろいろなお薬の影響が生じています。不利益と考えられる薬剤や，投与の必要性が低い薬剤は中止しましょう」

患者・家族「お願いします」

● 治療目標が達成されているか

医師「高血圧症，高尿酸血症は，わが国のガイドライン[13][14]における数値目標は達成されているが，患者・家族の望む治療目標と一致していないのでは？ 治療目標自体を改めて検討した

ほうがよいな」

● 薬物有害反応が生じていないか，リスクはないか

医師「降圧薬使用により腎機能障害と血圧低下が生じ，睡眠導入薬・向精神薬による傾眠傾向も加わり転倒，抗血小板薬内服中であったことも関与し，臀部血腫が生じたと考えられる。今後は傾眠傾向による誤嚥や褥瘡の発生，便秘，排尿障害の悪化も起こりうるな。注意しよう」

特にSTOPP Criteria[12]でも提唱されているように，長期間の長時間型ベンゾジアゼピン系薬剤の使用，睡眠導入薬の併用，向精神薬使用，複数の降圧薬使用が転倒につながったと考えました。抗血小板薬は臀部血腫を生じ，転倒の可能性が当面高いと考え，いったん中止し今後転倒リスクを評価しながらフォローの方針としました。

● 費用対効果がよいか

医師「1日分の薬価は1,461円，3割負担とすると自己負担は約487円。薬代は月14,600円かかる計算になる。今回入院治療も要したことも考えると，費用対効果は高くないのでは？」

● 意図した通り内服しようと思っているか，内服できるか

妻の管理で内服薬・貼付薬の使用は可能で，嚥下機能も保たれており，可能と考えました。

5. 最終的にこうなった

入院時から傾眠傾向で，入院2日目に発熱，咳嗽を認め，誤嚥性肺炎と診断し輸液，抗菌薬治療を行いました。意識状態は肺炎の治療と内服薬減量後から徐々に改善しました。

入院38日目シロドシン，抑肝散，酸化マグネシウム，ゾルピデム酒石塩酸塩の4種類の処方で自宅退院となりましたが，退院後から易怒性を認め，3日後に発熱を認めました。大腸菌による複雑性腎盂腎炎・前立腺炎のため再入院となり，抗菌薬治療で状態は改善しましたが，本人，家族より易怒性が気になること，認知症治療薬の継続希望があり，以下の処方で退院としました。

変更後

シロドシン（ユリーフ®）4mg　1回1錠　1日2回　朝夕

酸化マグネシウム（マグミット®）330mg　1回2錠　1日3回　朝昼夕食後

ゾルピデム酒石酸塩（ゾルピデム酒石酸塩®）5mg　1回1錠　1日1回　就寝前

リバスチグミン（イクセロンパッチ®）9mg　1回1枚　1日1回　貼付

抑肝散　7.5g　1回1包　1日3回　朝昼夕食前

チアプリド塩酸塩（グラマリール®）25mg　1回1錠　1日3回　朝昼夕食前

レボフロキサシン水和物（クラビット®）500mg　1回0.5錠　1日1回　朝　酸化マグネシウム投与から2時間あけて（マグネシウムと同時に投与するとキレートを形成し，腸管からの吸収が低下する可能性があるため[15]）

その後外来で尿路感染症の治療は終了，血圧は130/60mmHg前後で安定，腎機能も入院前まで改善し，精神的にも安定しました。

施設入所に伴い転医しましたが，今回の経過を記載した紹介状を送付し，情報共有を図りました。

6. ケースを経験して

　　筆者は奄美大島南部の地域基幹病院と有人離島の診療所で勤務していますが，離島でもポリファーマシー，残薬は大きな課題です。

　　最近ポリファーマシーの有害性が提唱されていますが，本症例も含め，筆者は多くの場合，病気を治したい，異常値に介入してよくしたい，という医師の善意に基づく処方が，結果的によくない状況を招いてしまっていることが多いと考えています。

　　今回は病気や検査値異常への治療が結果的に患者の不利益となってしまいましたが，医療者の考える治療目標と患者・家族の望む治療目標が乖離していたことも改善点であったと考えます。

　　ポリファーマシーの解決策として，各疾患における治療を検討し，患者背景，全体像も含め方針を考える，さしずめ「木を見て森も見る」ことが重要と考えます。

　　現実的には，どの医師も自身の考えを持って処方していること，そして高血圧は内科，腰痛は整形外科など，専門医受診希望の強い方が多いこともあり，ポリファーマシーは容易に起こりえます。働きながら，離島でも患者の専門医受診希望は強いと感じます。また，医療機関同士の連携も重要な課題です。今回は処方医を当院のみに統一し，経過をふまえた情報提供書の送付を行いましたが，電子カルテの統一や薬剤師による訪問指導，多職種連携が今後の課題と考えます。

　　本症例は投薬のリスク，情報共有の重要性，そして自身の診療を振り返る契機となった，非常に教訓的な症例でした。

参考文献

1) Scott IA, et al:Am J Med. 2012;125(6):529-37.
2) Mitchell SL:N Engl J Med. 2015;372(26):2533-40.
3) Jun M, et al:Lancet. 2010;375(9729):1875-84.
4) Brunzell JD:N Engl J Med. 2007;357(10):1009-17.
5) Preiss D, et al:JAMA. 2012;308(8):804-11.
6) Vinik O, et al:J Rheumatol Suppl. 2014;92:70-4.
7) 日本脳卒中学会脳卒中ガイドライン委員会,編:高尿酸血症・痛風の治療ガイドライン.第2版.協和企画,2015.
8) 日医工:ラシックス®錠10mg,20mg,40mg,細粒4％,インタビューフォーム2014年10月改訂第8版.
9) あすか製薬:カンデサルタン®錠,2mg,4mg,8mg,12mg,インタビューフォーム2016年8月改訂第3版.
10) ニプロ:ドキサゾシン®錠,0.5mg,1mg,2mg, インタビューフォーム2016年2月改訂第2版.
11) ノバルティスファーマ:ラジレス®錠,150mg,インタビューフォーム2016年4月改訂第10版.
12) O'Mahony D, et al:Age Ageing. 2015;44(2):213-8.
13) 日本高血圧学会高血圧治療ガイドライン作成委員会,編:高血圧治療ガイドライン2014.[http://www.jpnsh.jp/data/jsh2014/jsh2014v1_1.pdf]
14) 日本痛風・核酸代謝学会ガイドライン改訂委員会,編:高尿酸血症・痛風の治療ガイドライン.第2版(2012年追補版).メディカルレビュー社,2012.
15) 日本ケミファ:レボフロキサシン®錠,250mg,500mg,インタビューフォーム2016年1月改訂第4版.

3章 ポリファーマシー症例への実際のアプローチ

ステロイドとST合剤

齋藤 恵美子・片岡 裕貴

症 例 89歳，女性。認知機能低下あり。内服の自己管理はできず，ヘルパーが管理している。夫，一人息子とは数年前に死別している。半年前に急性心筋梗塞を発症し，A病院循環器内科でステントを留置された。移動は車いす，日中は臥床して過ごすことが多い。既往歴は心原性脳梗塞，陳旧性心筋梗塞，慢性腎臓病，高血圧，白内障。

2週間ほど前からの呼吸困難を自覚。ヘルパー訪問の際にSpO₂の低下を認め救急受診。A病院呼吸器内科に入院となる。精査の結果，血液検査でKL-6の上昇，胸部CTで両肺に広がるすりガラス影を認め間質性肺炎と診断された。

血液検査 1度目の入院時

BP 122/66mmHg，HR 70/分，BT 36.8℃，SpO₂ 99%（RA）
WBC 8,200/μL，Hb 11.0g/dL，BUN 33.1mg/dL，
Cre 1.18mg/dL，Na 136mEq/L，K 4.3mEq/L
CRP 4.30mg/dL，KL-6 2,276U/mL

経過から薬剤性肺炎を疑い，被疑薬（ランソプラゾール，クロピドグレル硫酸塩）中止の上でステロイド投与を開始した。ステロイド開始とともに内服整理を行い，ステント留置から数ヵ月経過していたことからステント閉塞予防としてのクロピドグレル硫酸塩，アスピリン2剤の内服は必ずしも必要ないと判断し，クロピドグレル硫酸塩を休薬とした。加えて，ランソプラゾールをファモチジンに変更した。そして，ステロイドの副作用予防としてST合剤を新規に処方した。経過中，

K 4.0～5.0mEq/Lと高値で推移していたものの，数週間後に自宅退院となった。退院してしばらくして，患者は意識レベル低下をきたし救急搬送されることとなった。検査の結果，高度の脱水と高カリウム血症を呈していた。

> **血液検査** 2度目の入院時
>
> BP 89/67mmHg, HR 43/分, BT 35.8℃, SpO$_2$ 98% (RA)
> WBC 13,700/μL, Hb 11.9g/dL, BUN 116.7mg/dL,
> Cre 3.07mg/dL, Na 139mEq/L, K 6.7mEq/L
> CRP 11.51mg/dL

1. 処方内容

かかりつけA医院

アスピリン/ランソプラゾール配合錠（タケルダ®）　1回1錠　1日1回　朝食後

クロピドグレル硫酸塩（プラビックス®）75mg　1回1錠　1日1回　朝食後

カンデサルタンシレキセチル（ブロプレス®）8mg　1回1錠　1日1回　朝食後

アムロジピンベシル酸塩（アムロジン®）5mg　1回1錠　1日1回　朝食後

スピロノラクトン（アルダクトン®）25mg　1回1錠　1日1回　朝食後

カルベジロール（アーチスト®）2.5mg　1回1錠　1日1回　朝食後

フロセミド（ラシックス®）20mg　1回1錠　1日1回　朝食後

酸化マグネシウム（マグミット®）250mg　便秘時

1度目の退院時

プレドニゾロン（プレドニン®）5mg　1回6錠　1日1回　朝食後

ST合剤（バクタ®）1回1錠　1日1回　朝食後

アスピリン（バイアスピリン®）100mg　1回1錠　1日1回　朝食後

カンデサルタンシレキセチル（ブロプレス®）8mg　1回1錠　1日1回　朝食後

アムロジピンベシル酸塩（アムロジン®）5mg　1回1錠　1日1回　朝食後

スピロノラクトン (アルダクトン®) 25mg　1回1錠　1日1回　朝食後

カルベジロール (アーチスト®) 2.5mg　1回1錠　1日1回　朝食後

フロセミド (ラシックス®) 20mg　1回1錠　1日1回　朝食後

ファモチジン (ガスター®D錠) 20mg　1回1錠　1日1回　朝食後

酸化マグネシウム (マグミット®) 250mg　便秘時

2. ケースの状況と問題

- 循環器疾患が既往にあり，複数の内服薬を処方されている患者が新たな疾患で入院，ステロイド処方となり，複数の内服薬を追加処方されたケースです。
- 高齢者で高カリウム血症が生じた場合に，薬剤性である可能性を常に考慮しておく必要があります。この症例でも高カリウム血症の要因となる薬剤が処方されています。
- ステロイドはあらゆる疾患に対し非常に有用な一方で様々な副作用を引き起こすことが知られており，しばしばニューモシスチス肺炎 (*Pneumocystis jirovecii* pneumonia：PCP) の予防としてST合剤の内服がなされますが，このST合剤自体も多くの副作用が知られており，処方の際に注意すべき薬剤です。

3. 処方内容をどう見直すべきか

ステロイドは副作用の多い薬です。詳細はここでは割愛します。特に高齢者では筋症や骨粗鬆症，感染症でしょうか。意外と見落としがちなのが抑うつや躁といった精神症状や認知機能低下です。精神疾患の既往のある患者，プレドニゾロン換算で40mg／日以上，女性などは危険因子となりますので慎重な投与が必要です[1]。

ステロイド投与中のPCP予防について，明確な基準はありません。HIV以外の，悪性腫瘍を含む免疫不全患者において，ST合剤の内服によりPCPの発症率，死亡率が有意に減少するものの，成人の3.1％で中止せざるをえない有害事象が発生したという報告があります[2]。また，慢性疾患に対してステロイドを長期投与している患者の中で，PCPを発症する患者を1人救うためには，110人がST合剤を内服する必要があるとされています[2]。

　ほかには，米国呼吸器学会（American Thoracic Society：ATS）よりプレドニゾロン20mg／日以上の8週間投与で発症リスクが高まるとして，ST合剤による予防内服が推奨されています[3]。

　ST合剤は副作用の多い薬剤です。覚え方として，"NOT RISKY？"というものがあります（表1）[4]。

　話を症例に戻します。今回の症例の内服薬の中で，高カリウム血症を起こすのは，①アンギオテンシンⅡ受容体拮抗薬（ARB）であるカンデサルタンシレキセチル，②ST合剤です。どちらも併用した場合，高カリウム血症での入院リスクを7倍にするという報告もあります[5]。

　また，糖尿病薬であるSU剤内服中の患者は，ST合剤内服による低血糖のリスクが約6倍になるという報告もあります[6]。ST

表1 ST合剤の副作用：NOT RISKY？

N	: Neurologic effects
O	: Oxygen-carrying capacity, Other hematologic abnormality
T	: Toxic epidermal necrolysis, hypersensitivity reactions
R	: Reproductive toxicity
I	: Interactions with other drugs
S	: Sugar
K	: Hyperkalemia and other Kidney effects
Y？	: Why not consider an alternate Abx？

（文献4より引用）

合剤と重複する副作用を起こしうる内服薬を既に服用中の高齢者では慎重な投与が必要となります。

ここまで読むと、ST合剤はなかなか厄介な薬であることがわかります。それでも、内服を勧める理由としては、非HIVのPCPの死亡率が高いことがあります。非HIV患者がPCPを発症し、挿管に至った場合、65%が死亡に至るという報告もあります[7]。

ST合剤の内服を隔日投与にしても困難な患者の場合は、ペンタミジンイセチオン酸塩の吸入という選択肢もあります。ただし、ペンタミジンイセチオン酸塩の効果はST合剤には劣ります[8]。

PCP予防として使用する場合は以下の用法用量となります。

ペンタミジンイセチオン酸塩（ベナンバックス®）300mg　1回1バイアル　ネブライザーで30分かけて吸入　月1回

注意点は、①注射用水での溶解が必要であること、②換気の良い部屋で実施することです。

以上をまとめますと、以下となります。

①高齢者においてステロイドを長期的に投与する場合、様々な副作用に注意する必要がある。頻度は高くないが、副作用のPCPは死亡率が高く厄介
②PCPの予防はST合剤が一般的だが、重合する副作用が多いので内服薬の整理と、血液検査も含めた経過観察が必要
③高齢者のステロイドの長期内服投与は慎重にする

4. 患者中心のポリファーマシー対策

ステップ 1 ● 患者を評価する
1回目の入院時

主治医「何の薬を飲んでいるかわかります？」

患　者「さぁ……」

ケアマネ「薬は朝食後にまとめて飲んでいます」

主治医「一包化されているし，残薬はないみたいですね。肺炎の原因の可能性がある薬は休薬にします。ランソプラゾールの代わりに，ファモチジンを出そうと思います。あと，クロピドグレル硫酸塩を内服しないことで，脳梗塞や心筋梗塞のリスクは上がってしまいますが……」

ケアマネ「リスクについては，しょうがないですね」

主治医「何かほかに困っていることはありますか？」

患　者「うーん」

ケアマネ「トイレに行くときに，ふらつくことが多いようです」

主治医「あまり血圧も高くないですし，年齢を考えると，降圧薬を減らしたほうがいいかもしれません。心臓もエコーで見てみましたが問題ないようなので，利尿薬を減らしてみてはどうですか？」

患　者「足が，むくむのが，困っていてなぁ……（足をさすりながら）」

高齢の患者の内服数が多いと感じていました。社会的サポートにより内服管理は問題ないようです。患者は利尿薬，降圧薬の内服継続の意思がありました。

> **2回目の入院時**

主治医「食事はとれていましたか？」
患　者「食欲がない」
ケアマネ「ほとんど水分もとってなかったんです」
主治医「入院してから血液検査の値もよくなったけど，いまの調子で同じ薬を飲んでると，また同じことになってしまいますよ．新しく始めた薬もそうですが，今まで飲んでいた薬も少し整理しましょう．むくむのも困りますが，脱水になってしまうのも困りますよ」
患者・ケアマネ「はい」

今回，主治医は再度，利尿薬，降圧薬の調整を提案し，患者も了承しました．

ステップ2 ●主要な薬を明らかにする

本症例の内服薬を用法によってわけてみると以下のようになります．

① アスピリン，クロピドグレル硫酸塩：脳梗塞，陳旧性心筋梗塞に対して
② スピロノラクトン，フロセミド：心不全に対して
③ カンデサルタンシレキセチル，アムロジピンベシル酸塩：高血圧に対して
④ ランソプラゾール：抗血小板薬内服に伴い，胃潰瘍予防として
⑤ 酸化マグネシウム：便秘に対して

また，1度目の退院時に以下が開始となっています．

⑥ プレドニゾロン：間質性肺炎に対して
⑦ ST合剤：PCP予防として

ステップ3 ●不必要な薬を判断する

心筋梗塞，脳梗塞の既往がある上に，今回，間質性肺炎を発症してしまった患者です。ADLは低く，脱水症に陥った経過をみても予備力はないと判断できます。89歳という年齢でもありますし，長期的な予後改善，予防というよりは，当面のリスク回避に重点を置くべきと考えました。

①バイアスピリン1剤でのコントロールを検討
②心不全症状なく，減量可能と判断
③ふらつき，低血圧あり，減量を検討
④①内服中であり他剤への変更
⑤徐々に漸減
⑥可能なかぎり早めの減量が望ましい
⑦PCPを予防する意義は乏しい全身状態

●治療目標

内服整理後，心不全増悪なく，血圧も安定し，血液検査でも電解質異常なく経過しました。

●費用対効果

全体の内服量が減りましたが，患者のQOLの改善に寄与したかどうか，入院中には評価できませんでした。

ステップ7 ●入院中の経過

夕食後の内服が増量してしまったものの全体の薬は減少し，高カリウム血症の再発もなく経過しました。

5. 最終的にこうなった

> **変更後**
>
> プレドニゾロン (プレドニン®) 5mg　1回6錠　1日1回　朝食後
>
> アスピリン (バイアスピリン®) 100mg　1回1錠　1日1回　朝食後
>
> ファモチジン (ガスター®) 20mg　1回2錠　1日2回　朝夕食後
>
> 酸化マグネシウム (マグミット®) 250mg　便秘時

　高カリウム血症の要因となった，カンデサルタンシレキセチル，ST合剤は中止としました。ペンタミジンイセチオン酸塩吸入については患者に咳嗽の訴えが多く十分な吸入が行えないと判断し実施しませんでした。また，降圧薬も1剤ずつ血圧をみながら減量していきました（最終血圧130〜140/70〜90mmHg）。

　経口摂取から脱水症状を呈してしまった経過から，在宅療養には限界があると考え，ご家族とも相談し，2度目の入院時には在宅退院ではなく，療養病院への入院をめざすこととなり，自宅近くの病院へ転院されることとなりました。

6. ケースを経験して

　PCPの恐ろしさを体験すると，可能な限りはST合剤の予防内服をする必要があると考えます。今回の症例は最終的にST合剤を内服しないことが望ましいと考えました。しかし，どの薬にも言えることですが，症例に即してリスクとベネフィットを考慮し決断することが患者のためになるかと考えます。

参考文献

1) The Boston Collaborative Drug Surveillance Program:Clin Pharmacol Ther. 1972;13(5):694-8.
2) Green H, et al:Mayo Clin Proc. 2007;82(9):1052-9.
3) Limper AH, et al:Am J Respir Crit Care Med. 2011;183(1):96-128.
4) Ho JM, et al:CMAJ. 2011;183(16):1851-8.
5) Antoniou T, et al:Arch Intern Med. 2010;170(12):1045-9.
6) Juurlink DN, et al:JAMA. 2003;289(13):1652-8.
7) Ko Y, et al:J Crit Care. 2014;29(3):356-61.
8) Bozzette SA, et al:N Engl J Med. 1995;332(11):693-9.

3章 ポリファーマシー症例への実際のアプローチ

ポリファーマシー介入するタイミングを逃さない

小林正樹

症例 82歳，女性。現在，夫との2人住まい。左上下肢麻痺にて発症した脳梗塞既往があるが，現在は後遺症なくADLは自立しており，介護申請は行っていない。

3年前より腰から左下肢にかけての痛みがあり，近くの整形外科クリニックで腰部脊柱管狭窄症と指摘されていた。しかし，痛みは徐々に強くなってきており，いろいろなことが相談できるかかりつけの近医内科へ相談したところ，坐骨神経痛疑いで近隣の病院の整形外科へ精査目的に紹介。そして腰部脊柱管狭窄症に対して手術目的に入院となった。入院後，持参薬を確認すると以下のような処方であり，薬剤師から相談を受けた。患者は「薬がどんどん増えて困るのよね」とのことであった。

既往歴

10歳代：片頭痛，20歳代：めまい，60歳：高血圧，60歳：脂質異常症，73歳：脳梗塞，74歳：骨粗鬆症，77歳：胃食道逆流症，79歳：腰部脊柱管狭窄症

1. 処方内容

近医内科

アデノシン三リン酸二ナトリウム水和物（アデホスコーワ®顆粒10％）1回1g
1日3回　朝昼夕

カリジノゲナーゼ（カリジノゲナーゼ®錠）25単位　1回2錠　1日3回　朝昼夕

エナラプリルマレイン酸塩（レニベース®）5mg　1回1錠　1日1回　朝

アトルバスタチンカルシウム水和物（リピトール®）5mg　1回1錠　1日1回　朝

ランソプラゾール（タケプロン®）15mg　1回1錠　1日1回　朝

芍薬甘草湯　1回1包　1日3回　朝昼夕

エルデカルシトール（エディロール®）0.75μg　1回1錠　1日1回　朝

アレンドロン酸ナトリウム水和物（ボナロン®）35mg　1回1錠　1日1回　朝

近医脳神経外科

アスピリン（バイアスピリン®）100mg　1回1錠　1日1回　朝

近医整形外科

ロキソプロフェンナトリウム水和物（ロキソニン®）60mg　1回1錠　1日3回　朝昼夜

レバミピド（ムコスタ®）100mg　1回1錠　1日3回　朝昼夜

2. ケースの状況と問題

- 脳梗塞，高血圧，脂質異常症，骨粗鬆症，胃食道逆流症，腰部脊柱管狭窄症と多併存疾患のある高齢者のポリファーマシー症例です。また3医療機関で3人の担当医から合計11種類の内服薬の処方を受けています。
- かかりつけの内科の先生が全般的な管理を行い，今回は患者の訴えから病院の整形外科へ紹介をされています。内科の先生への信

頼はあるものの，薬については多くて困っている部分があるようです。今回の手術治療により機能改善が図れる可能性がある中，ポリファーマシーに介入するよい機会だと思います。
- 薬の処方理由，既往歴，現状の病状を確認しながら検討していきたいと思います。また，手術前後の変化にも注意しながら患者と相談していきたいと思います。

3. 処方内容をどう見直すべきか

　本症例においては「薬剤中止を考えるためのフローチャート」〔1章チャプター14（p41）〕を意識して考えてみます。処方内容を考える場合に薬の適応のエビデンスを知る必要がありますが，そのためにまず処方内容の理由とその疾患，背景について考察する必要があります。これまでの既往歴を確認していくのですが，時に処方内容の理由がわからない場合もあります。前医から情報が取れないときなどは過去の病歴から疾患を考察する必要もあります。

①アデノシン三リン酸二ナトリウム水和物，カリジノゲナーゼ

　この2つはめまいのために処方されていることが予想されます。ご本人にうかがうと「めまいは昔からあって，先生からめまいの薬としてもらっています。めまいの原因はわからないです。だいだいめまいがあるときは頭痛もありますね。もともと頭痛持ちで片頭痛だと思います。耳鳴りや聞こえづらくなることはないです。耳鼻科に行ったことがありますが，聴力が悪いとは言われていないですね。2, 3日でよくなっていきます。でも年齢が進んでから回数は減っていて最近はあまりないです」。以上のお話から原因は片頭痛性めまいの可能性が考察されます。

- 片頭痛性めまいは片頭痛がある患者で起こる前庭障害です。片頭痛の既往があり，再発性のめまい症状，片頭痛の特徴（拍動性，光過敏，音過敏，日常生活に制限を伴うなど）のある頭痛が併発して起こると言われます。ある疫学調査では片頭痛性めまいの特徴のある患者の中で約2／3の方が医療機関に相談しているのですが，実際にその診断を受けている人はその20％と報告されています[1]。そのため疾患の認識としても困難なところがあります。
- カリジノゲナーゼはMénière病への適応であり，片頭痛性めまいに対しての適応はありません。またアデノシン三リン酸二ナトリウム水和物については内耳性めまいの適応ですが，めまいに対してのエビデンスは示されていません。ただ現在症状頻度が減っており，無投薬で経過をみることもひとつかと思われます。このような疾患の可能性，そして疾患の特性をお伝えできると患者教育としても有効かと思われます。

② エナラプリルマレイン酸塩

　高血圧治療のために内服しています。脳梗塞既往があることから二次予防としても降圧治療は適応です。血圧は現在110／65mmHg程度とのことで良好ですので，現在の治療でよいかと思います。脳梗塞後の二次予防として単剤の中でどの薬剤を選択するべきかについては，まだはっきりしたエビデンスはありません[2]。副反応については高齢者であり，特に転倒歴などは注意を要します。ただ現時点ではADL自立されており，利益のほうが上回っていると思われます。

③ アトルバスタチンカルシウム水和物

　脂質異常症への治療として脳梗塞発症前から内服しています。脳梗塞発症に伴い二次予防としてのスタチンについてメタ解析

では，脳梗塞に限れば有意に減らせるという結果がでています[3]。一方，脳出血は増加の傾向となっていますので注意は必要です。適応はあり，現在，副反応に伴う症状はないことから継続が妥当かと思われます。

④ランソプラゾール

胃食道逆流症への治療として内服しています。患者は「5年前に胸焼けしていたことがあって，胃カメラを受けたら逆流性食道炎と言われて薬を飲んでいます。ピロリ菌はいないと言われています。毎年胃カメラは受けていて，大丈夫と言われていますよ。あのとき以来，胸焼けの症状は落ち着いていますね」とのことでした。最初の時点では適応はありますが，一般的には逆流性食道炎は8週間での治療で検討する必要があり，現在無症状であれば中止，あるいは減量を検討する必要があります。

- ただ，本症例の場合は脳梗塞後であり二次予防としてのアスピリンの使用，また腰部脊柱管狭窄症に対してのロキソプロフェンナトリウム水和物使用があることから消化性潰瘍の既往はないですが，潰瘍のリスクは懸念されます。消化性潰瘍の既往があり二次予防で低用量アスピリン服用の場合はPPI併用が望ましいというランダム化比較試験があります[4]。またカナダの研究チームからPPI中止のためのガイドラインがあり，そこでは出血リスクのあるNSAIDs長期使用者ではPPI継続が望ましいと言われています[5]。その意味ではPPI併用は推奨されるところです。ただ今回の手術でNSAIDsが中止できればPPIの継続投与については議論の余地があります。
- そして害という視点から，PPIは長期使用において市中肺炎のリスクが増加するというメタ解析や大腿骨頭部骨折や認知

症のリスクが増加するというコホート研究があります[6)〜8)]。またビスホスホネート製剤との関係も懸念されるところです。ビスホスホネート製剤は逆流性食道炎がある状態では慎重投与になっています。

⑤芍薬甘草湯

足痙攣に対して内服しています。原因は腰部脊柱管狭窄症によるのかもしれません。足痙攣に対して芍薬甘草湯の効果を検証した研究は国内の透析患者に関連したものが少数あるのみであり，エビデンスはなく，腰部脊柱管狭窄症に対してもありません。また副作用の観点からは高血圧や低カリウム血症があり，特に本症例の場合は脳梗塞の二次予防の観点からも高血圧のリスクから中止が妥当と思われます。

⑥エルデカルシトール

骨粗鬆症への治療として内服しています。ビタミンD製剤の骨折予防としてのエビデンスは最近の研究では明確にはなっていません。ビタミンD単独でのランダム化比較試験のメタ解析や，ビスホスホネート製剤との併用によるランダム化比較試験での骨折予防の効果ははっきりしていないのです[9)10)]。

⑦アレンドロン酸ナトリウム水和物

骨粗鬆症への治療として8年ほど内服しています。患者は「以前脳梗塞になったあとに転んでしまったことがありました。それを先生にお話ししたら，検査をしてくれて骨密度が低いとのことでした。それから骨粗鬆症の薬を今は2種類飲んでいますね。それがあってか骨折はしていないですね」。骨粗鬆症の治療目的は骨折を防ぐことにあり，骨密度を改善することではありません。骨粗鬆症としては薬剤の適応はあり，骨折予防効果についてある一定のエビデンスがあります[11)12)]。しかし，薬の副反

応の視点で考えたときに,ビスホスホネート製剤を5年以上使用すると大腿骨転子下骨折あるいは大腿骨骨幹部骨折リスクが増加するという報告[13]や,5年をめどにビスホスホネート製剤を中止しても椎体骨折,非椎体骨折は増加しないという報告があります[14]。つまり長期に内服していても継続的な予防効果が得られるわけでもないようです。また現在症状は落ち着いているものの胃食道逆流症として対応していたことを考えると,通常慎重投与になりますので,総合的に考えると継続投与は控えたいところです。

⑧アスピリン

脳梗塞既往があり,再発予防として内服の適応はあります[15]。特に出血症状を伴った病歴はなく再発していない状態であり,継続投与が妥当と考えられます。

⑨ロキソプロフェンナトリウム水和物

腰部脊柱管狭窄症の痛みに対して内服をしています。坐骨神経痛を伴う腰痛に対してのNSAIDsの効果を示すエビデンスはありません。また高齢者ですと心血管イベントや消化性潰瘍などのリスクから副反応のリスクのほうが高いと思われます。本症例の場合は手術により,疼痛改善が図れる可能性があるためNSAIDsを中止できる可能性があります。

⑩レバミピド

ロキソプロフェンナトリウム水和物の併用として内服しています。現在レバミピドよりも効果のあるランソプラゾールを内服していることもあり,併用は不要かと思われます。またNSAIDsが中止にできればより不要になる根拠になるかと思われます。

4. 患者中心のポリファーマシー対策

ステップ 1

● 患者ニーズの評価

　術後数日後の面談　

患者「手術を終えて痛みがとれました。手術をしてよかったです」

疼痛が改善されていることからロキソプロフェンナトリウム水和物，芍薬甘草湯については中止で経過を見ることになりました。今回の入院の目的は手術であり，それに伴い生活機能の向上，疼痛改善が図れることが患者にとっては大事なところです。その目標にあわせて，そして患者の気持ちに寄り添いながら薬剤調整を行っていくことが求められます。

　術後2週間目の面談　

医師「いかがですか？　リハビリは順調ですか？」
患者「そうですね。いい調子です。痛み止めは使わずに過ごせていますよ」
医師「そうですか。それはよかったです。最初にうかがいました薬のことで相談させていただいてもよろしいでしょうか？」
患者「はい，いいですよ。やはり少しでも減らせればと思っているのでぜひお願いします」
医師「では，薬についての希望として大事にしたいこと，逆にこれはしたくないことはありますか？」
患者「そうですね，脳梗塞を一度やっているので，脳梗塞は二度とやりたくないです。あと夫は持病があるものですから，まだ私が頑張らないといけないので，そういう意味では病気にな

りたくないですし，まだ頑張って生きていたいです。そのために必要な薬は飲まなくてはいけないと思います。したくないことですと，やはり薬は多くしたくないです。なんかこのままだとどんどん薬が増えていきそうで。あと，私は昼の薬は忘れやすくて，もう少し回数を減らしたいです」

医師「わかりました。ありがとうございます」

82歳と高齢ですが，今回の手術で改善を図り，元気でいたい，夫のこともみたいという思いは強く感じられます。また，意思がしっかりされています。そのため，この患者の場合は現状での適応，エビデンスの情報をしっかり提供しながら検討していくことがよいと思います。薬はほとんどしっかり内服されているようですが，昼に出ている薬については飲み忘れることがあるようです。

そこで検討する薬剤については以下のような順番で相談をしていきたいと思います。

①今回の手術により改善した症状に対しての薬剤（ロキソプロフェンナトリウム水和物，レバミピド，芍薬甘草湯）

②飲み忘れる昼の処方のある薬剤（アデノシン三リン酸二ナトリウム水和物，カリジノゲナーゼ）

③投薬を減量したい思いから骨粗鬆症や胃食道逆流症に対しての薬剤（アレンドロン酸ナトリウム水和物，エルデカルシトール，ランソプラゾール）

④予防は続けたい高血圧，脂質異常症，脳梗塞二次予防についての薬剤（エナラプリルマレイン酸塩，アトルバスタチンカルシウム水和物，アスピリン）

●状況と全体的なゴールの明確化

患者の背景を知るために，もう少し生活歴などもふまえていくことにします。

> - 喫煙歴なし，飲酒歴なし
> - 体重減少なし
> - 住まい：患者は夫との2人住まいで近隣に息子夫婦が住んでいます。夫は慢性心疾患があることから生活の制限もあり，患者が援助して生活されていました。ただ，今回痛みが悪化してきたことで，夫への援助が難しくなってきた状況や息子さんご家族も忙しいことから手術を希望されました。普段は買い物や金銭的なこと，日常生活はすべて自分で行っています。60歳まで学校教師（国語の担当）で，昔からの趣味で読書は今も続けているとのことです。

高齢者の虚弱度の指標としてフレイル（frail，虚弱状態）という概念があります（図1）[16]。指標として体重減少，握力低下，疲労感，歩行速度低下，身体活動量減少があり，この中で3つあると虚弱状態と考えられます[17]。虚弱状態ですと疾患やストレスにより容易に身体機能，認知機能の低下を及ぼすことから，近年注目されています。本症例の場合は歩行や身体活動量の低下がありますが，手術により改善される可能性があり現時点では積極的に虚弱状態とは言えないと思います。

そのため基本的には引き続きADLが自立した生活，夫とともに生活をつづけることを健康ゴールの目標にしてよいかと思われます。

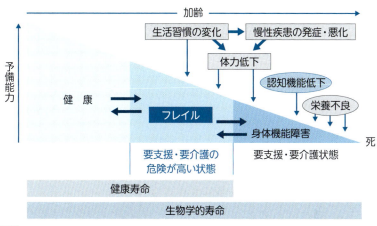

図1 フレイルの評価基準 (病態モデル)　　　　　　(文献16より引用)

ステップ3 ●正確な服薬リスト作成にて不適切処方の可能性のある薬剤の同定

「処方内容をどう見直すべきか」のところで考察したエビデンス，適応をふまえて再度不適切処方の可能性のある薬剤を挙げてみます。

不適切処方の可能性のある薬剤
- アデノシン三リン酸二ナトリウム水和物
- カリジノゲナーゼ
- ランソプラゾール
- ロキソプロフェンナトリウム水和物(既に中止)
- 芍薬甘草湯(既に中止)
- エルデカルシトール
- アレンドロン酸ナトリウム水和物
- レバミピド

ステップ4 ●患者のコンテクストの中でリスクと利益を評価，不適切処方を同定，その後，見直しの優先順位づけをするために患者と話し合い

患者ニーズの評価でつけた薬を見直すための優先順位は臨床的にも一致するのでその順番で見直すことにしました。

①今回の手術により改善した症状に対しての薬剤（ロキソプロフェンナトリウム水和物，レバミピド，芍薬甘草湯）

既にロキソプロフェンナトリウム水和物が中止できたのでレバミピドも中止となりました。

②飲み忘れる昼の処方のある薬剤（アデノシン三リン酸二ナトリウム水和物，カリジノゲナーゼ）

アデノシン三リン酸二ナトリウム水和物，カリジノゲナーゼについて，めまいの理由をきくと片頭痛性めまいの可能性が考察されるため，その旨を説明し，2つの薬の適応はないことを相談しました。

患者「この薬はめまいのためと先生からいわれてずっと飲んでいましたね。でも正直効果があったのかはわからなかったです。最近症状はないですし，そして昼は忘れることもあって，もし飲まなくてもよいならやめたいですね」

③投薬を減量したい思いから骨粗鬆症や逆流性食道炎に対しての薬剤（アレンドロン酸ナトリウム水和物，エルデカルシトール，ランソプラゾール）

医師「骨粗鬆症の薬についてはどのように考えていますか？」
患者「2種類ずっと飲んでいますね。それがあってか骨折はしていないです。ずっと飲んでいるほうが骨密度はあがって骨折し

にくくなりますよね」

医師「骨粗鬆症の薬の意味は骨密度を改善する目的ではなく，あくまで骨折を予防するための治療なのです．実はこのアレンドロン酸ナトリウム水和物という薬については長く内服しているから必ずしも骨折を予防できるというわけではなく，3〜5年たつと逆に骨折リスクがあるという報告があります．また，逆流性食道炎のある方はこの薬は副作用の観点から注意しなくてはいけないと言われています．もう1つのエルデカルシトールについても骨折の予防効果は最近の研究では少ないと言われています」

患者「そうですか．そうするとずっと飲んでいればいいというわけでもないのでしょうか．でも骨折はしたくなくて．去年妹が骨折したのですが，つらそうでしたので．今回の件もそうですが，痛いのはやはりつらくて．手術した直後でこの薬を中止するのはちょっと悩みますね」

医師「わかりました．妹さんのことや今回の腰の手術をした直後で骨の薬を調整することのためらいはありますよね．胃薬についてはどのように考えていらっしゃいますか？」

患者「前に逆流性食道炎と言われてからずっと飲んでいます．内科の先生からは血液サラサラの薬も飲んでいるから飲んでいたほうがいいよと言われています」

医師「そうですね，この薬については難しいところです．ポイントは3つあります．胃食道逆流症としての治療，抗血小板薬（＋ロキソニン）での消化性潰瘍予防，ビスホスホネート製剤使用での内服です（これらは次のように書いて説明しました）」

- 胃食道逆流症としての治療：症状が落ち着いており，通常中止を考えてよいかと思います．
- 抗血小板薬での消化性潰瘍予防：脳梗塞再発予防としての血液サラサラの薬で，胃潰瘍などのリスクがあるということを内科の先生はおっしゃっていると思います．そして今回まで飲まれていたロキソニンも胃潰瘍のリスクになります．予防という意味で胃薬を飲む意味はあると思います．ただ今回の件でロキソニンが中止できたので，リスクが減りました．ピロリ菌もいないようですので，その意味では潰瘍のリスクが下がったので中止することは可能かと思います．
- ビスホスホネート製剤使用での内服：先ほどの骨粗鬆症の薬ですが，胃食道逆流症のある方には慎重に投与しましょうと言われています．内服していると胃食道逆流症が悪化することがあるためです．

患者「なんか難しいですね．ただ最後の骨粗鬆症との関係については悩みます．聞いているとアレンドロン酸ナトリウム水和物は続けないほうがよい感じがしてきました」

④ **予防は続けたい高血圧，脂質異常症，脳梗塞二次予防についての薬剤（エナラプリルマレイン酸塩，アトルバスタチンカルシウム水和物，アスピリン）**

医師「高血圧や脂質異常症，そして脳梗塞の予防として治療を受けておられますが，こちらはいかがですか？」
患者「脳梗塞はつらかったので，やはり予防できるものについて治療はしたいです」

●中止，減量継続，開始について合意する

これまでの話し合いから薬剤の中止，継続について確認します。

医師「それでは今回の手術により改善した最初の2つの症状に対しての薬剤（ロキソプロフェンナトリウム水和物，レバミピド，芍薬甘草湯），飲み忘れる昼の処方のある薬剤（アデノシン三リン酸二ナトリウム水和物，カリジノゲナーゼ）については中止をしようと思いますがよろしいですか？」

患者「はい，お願いします」

医師「ただ，もちろん中止したことで気になることがあれば遠慮なく教えて下さい。次に，骨粗鬆症の薬と胃薬についてですが，いかがしましょうか？」

患者「先生のお話をきいて骨粗鬆症のアレンドロン酸ナトリウム水和物はやめてみようかと思います。長期に飲んでいることのメリットが多くないのと逆流性食道炎のこともあるようですし，でも完全に骨粗鬆症の薬をやめることはためらいがあります。あと胃薬についても内科の先生からは胃潰瘍は注意したほうがいいよと言われてきていたので，今は継続したいです」

医師「わかりました。それではアレンドロン酸ナトリウム水和物は中止し，エルデカルシトール，ランソプラゾールは継続としますね。もちろん今回の薬を調整している件，そして私からの情報については内科の先生はじめ3人の先生にお手紙でご連絡しますのでご安心下さい」

患者「ありがとうございます。そうしてもらえると助かります」

ステップ6　●他の関係する人たちに連絡する

ステップ5での相談の結果については，入院中ですので整形外科主治医，薬剤師，看護師へ中止の旨とその理由を説明しました。そして入院中は中止後のモニタリングを行いました。

ステップ7　●定期的にモニター，見直し，調整する

退院時には3つの医療機関へ診療情報提供を行う必要があります。診療情報提供の内容としては，主に今回の入院経過，薬剤調整について記載します。薬剤については中止になった理由（薬の適応とエビデンスを交えて），そして必要と思われる薬の理由，そして今回中止にはならなかったが中止の検討が必要と思われる薬についてもその理由を記載しました。モニタリングについては，患者も相談しやすく全体像を把握されているかかりつけの内科の先生にお願いすることとしました。

5. 最終的にこうなった

その後，入院中は6種類の薬剤を中止しても症状の変化はありませんでした。また，術後のリハビリも積極的に行い，約1カ月で独歩での退院となりました。最終的に退院時の薬剤はエナラプリルマレイン酸塩，アトルバスタチンカルシウム水和物，ランソプラゾール，エルデカルシトール，アスピリンの5種類でした。また3つの医療機関へも診療情報提供を行いました。退院時は患者としてはADL向上，疼痛の改善，薬剤の見直しがあり，満足されている様子でした。

後日，内科の先生から返信のお手紙をいただき，退院時の薬剤継続とまたその後のモニタリングしながら調整を行う旨のご連絡をいただきました。

6. ケースを経験して

　本症例は整形外科にて機能と疼痛改善を図るために入院された高齢者でした。そのような状況下にてポリファーマシーの介入を行うことは良いタイミングであったのではないかと思います。高齢者のポリファーマシーに介入するタイミングは常にありますが，いつ，だれが気づくかということは大切です。特に入院時，状態変化時，訪問診察時など介入できるタイミングがありますので，そこを意識することがポリファーマシー介入でひとつ大事なところかと思います。

　また，薬の適応やエビデンスの観点からはランソプラゾールやエルデカルシトールについても中止を検討したいところですが，今回はエビデンスを提供した中で患者のこれまでの歴史，思いも交えて相談していったその時点での結果です。引き続き良い処方を続けていくために患者と相談していくことが重要ではないかと思います。

　最後に患者から「先生は処方というのは得意だけれど，やめましょうという先生はあまりいないのよね」と言われました。もちろん中止することがよいというわけではなく，あくまで患者の病態を把握し，そして思いの中でより良い処方のために一緒に考えていく作業が大切だと思います。ただ確かに医師として処方を中止するという教育は受けてこなかった中で，患者の一言は心をうつものでした。やはり医療は患者から学ぶものと思いました。

参考文献

1) Neuhauser HK, et al:Neurology. 2006;67(6):1028-33.
2) Boan AD, et al:Stroke. 2014;45(8):2506-13.
3) Nanktelow BN:Cochrane Database Syst Rev. 2009;8(3).
4) Sugano K, et al:J Gastroenterol. 2011;46(6):724-35.
5) Ontario Pharmacy Research Collaboration(OPEN):Deprescribing guidelines for the elderly. [http://www.open-pharmacy-research.ca/research-projects/emerging-services/deprescribing-guidelines/]
6) Lambert AA:PLoS One, 2015;10(6).
7) Khalili H:BMJ. 2012 Jan 30.
8) Gomm W:JAMA Neurol. 2016;73(4):410-6.
9) Avenell A, et al:Cochrane Database Syst Rev. 2014;(4):CD000227.
10) Orimo H, et al:Curr Med Res Opin. 2011;27(6):1273-84.
11) Black DM, et al:Lancet. 1996 ;348(9041):1535-41.
12) Cummings SR, et al:JAMA. 1998;280(24):2077-82.
13) Park-Wyllie LY, et al:JAMA. 2011;305(8):783-9.
14) Fraser LA, et al:Ther Clin Risk Manag. 2011;7:157-66.
15) Antithrombotic Trialists' Collaboration:BMJ. 2002;324(7329):71-86.
16) 平成27年度都道府県在宅保健師等会全国連絡会. 資料No.2. 高齢期のフレイルとその予防について. 2016.
17) Fried LP, et al:J Gerontol A Biol Sci Med Sci. 2001;56(3):M146-56.

3章 ポリファーマシー症例への実際のアプローチ

患者が本当に望んでいることは何か

千嶋 巌

症例 82歳，女性。体動時の腰痛を自覚。徐々に増強し改善しないため，救急車を呼んだ。当院へ受け入れ要請があり救急外来を受診。第二腰椎の新規圧迫骨折の診断で整形外科入院となった。その後，コルセットを装着し腰痛自体は徐々に改善しているが処方薬剤が多数あるため減薬調整を検討したいとのことで，ポリファーマシー関連の問題に積極的に取り組んでいる内科に診療を依頼された。病棟の担当薬剤師からは下記の薬剤を入院後すべて継続しているという情報を受けた。弁膜症，腰椎圧迫骨折，脳出血の既往がある。

1. 処方内容

入院時（入院後継続）

アゾセミド（ダイアート®）60mg	1回1錠　1日1回　朝食後
スピロノラクトン（アルダクトン®A）25mg	1回1錠　1日1回　朝食後
フェブキソスタット（フェブリク®）20mg	1回0.5錠　1日1回　朝食後
フロセミド（ラシックス®）20mg	1回2錠　1日1回　朝食後
カリジノゲナーゼ（カルナクリン®）50μg	1回1錠　1日3回　毎食後
ファモチジン（ガスター®）20mg	1回1錠　1日1回　眠前
ワルファリンカリウム（ワーファリン®）1mg	1回3錠　1日1回　眠前
トラマドール塩酸塩（トラマール®OD錠）25mg	1回1錠　1日3回　朝昼夕
メコバラミン（メコバラミン®）500μg	1回1錠　1日3回　朝昼夕

リセドロン酸ナトリウム水和物 (リセドロン酸Na®) 17.5mg	1回1錠	1日1回
水曜日に服用		
牛車腎気丸 (ツムラ107) 1回1包	1日3回	朝昼夕
芍薬甘草湯 (ツムラ68) 1回1包	1日3回	朝昼夕
フルルビプロフェン (ヤクバン®テープ) 1日1枚	貼付	

2. ケースの状況と問題

- 13種類の薬剤を処方されており，中にはせん妄や転倒などの高齢者特有の有害事象を起こしうるリスクを孕んでいるものも見受けられます。
- この患者が本当に服用し続けるべきものか否か，情報収集を行い判断していく必要がありそうです。
- そのためにも患者に関する情報が十分でないため，まずは情報収集を行いつつ検討していく必要がありそうです。

3. 処方内容をどう見直すべきか

　　　　適切な処方を考えてみましょう。上記情報だけだとフェブキソスタットを投与する適応はなさそうです。投与するにしてもアロプリノールなど安価な薬があります。アゾセミド60mg，スピロノラクトン25mg，フロセミド40mgと利尿薬を3剤併用していますが，高齢である患者に対して用量が多く不必要な重複とも見て取れます。牛車腎気丸は血圧降下，芍薬甘草湯は血圧上昇の作用があり不要な重複ともとれます。カリジノゲナーゼも血圧次第では投与する理由がなくなるかもしれません。トラマドール塩酸塩は投与による副作用を上回る有益性があるか確認したいところです。

以上のように,患者の年齢や合併症を鑑みると薬剤の妥当性があるとは言い難く,患者情報の収集と減薬の介入が望まれるところです。

4. 患者中心のポリファーマシー対策

ステップ1
上記の通り,介入すべき薬剤は多数ありそうです。患者も「確かに薬の数が多すぎて飲みきれないのよねえ」と仰っており減薬を希望しているようです。

ステップ2
69歳で僧帽弁閉鎖不全症に対してA総合病院で人工弁留置を受け,抗凝固療法が開始になったが76歳で脳出血を起こしA総合病院脳神経外科に入院しており,以後左半身の不全麻痺が残っていることが判明しました。また,80歳で胸椎圧迫骨折に対してA総合病院整形外科でコルセットを作製されていました。上記の薬剤はすべてA総合病院の複数診療科から処方されているということも判明しました。生活背景は夫との2人暮らしで要支援1。半身の不全麻痺がありますが自宅内ではADLは自立していました。ただし,ご高齢の夫婦ということもあり自家用車に乗ることはできず,買い物等の屋外活動や病院受診はすべて長女を含む子どもらの自家用車で行っていたとのことでした。生命予後は悪くはなさそうですが,虚弱性と転倒リスクが高いことが見て取れます。

ステップ3
STOPP Criteriaに当てはめてみます。フロセミド,アゾセミドは腎機能や電解質の観点から見直しや使うにしても用量の検討が望まれます。ファモチジンは消化管出血予防という意味合いで処方されているものと思われますが,せん妄や認知機能低下

があり可能なら長期使用は控えたいところです。牛車腎気丸は治療抵抗性の高血圧に使用されますが，今のところ血圧コントロールは良好で継続が必須の状態ではないようです。しかも血圧上昇作用を持つ芍薬甘草湯を併用しており，不要な重複ということになります。トラマドール塩酸塩は処方理由次第ですが，めまいやふらつきから転倒リスクが上がることが懸念されます。

ステップ4&5
ステップ3を受け，当院で薬物調整を希望されるか否かを確認しました。患者はA総合病院の近くに住んでおり，今までの治療の経過からも受診の利便性の観点からも退院後はA病院に通院し続けたいという希望がありました。

そもそも今回の入院に至る経過を確認すると，救急車を要請し搬送先として当然A総合病院への搬送を希望されましたが，運悪く整形外科が応需不可能であったことから応需可能な医療機関として当院が対応し入院に至ったとのことでした。よくよくお聞きすると，錠数が多いことを気にはされていましたが，患者，ご家族ともにA総合病院の処方に特に不満は抱かれていなかったようです。

ステップ6&7
減薬・調整の介入を希望されていないことが判明したため，行いませんでした。

5. 最終的にこうなった

　「せっかくお話を聞いて頂いたのですが，いま減らして頂いても今後もＡ総合病院にかかり続けることを考えると，むしろ薬の調整は無理にして頂かなくても結構です……」と申し訳なさそうにしています。ポリファーマシー外来も病院スタッフが勧めてくれるので，断るのも悪いと思い承諾して下さったという経緯があるようでした。相談の結果，ポリファーマシーの問題はＡ総合病院を受診した際に直接相談するということになり，今回の入院中で特に介入は行わない方針といたしました。

6. ケースを経験して

　筆者の勤務する病院はポリファーマシーの介入をするための一定条件を満たした患者が病棟薬剤師から選定され，「減薬に関するご相談をお受けになりたいですか？」という意思確認をさせて頂いた上で希望する患者のみが介入を受ける仕組みになっています。今回の患者は病棟スタッフから外来受診の話を促され，断るのも申し訳ないと思って受諾して下さった，という経緯のようでした。

　外来でご相談をさせて頂く＝ポリファーマシーに関する一定の理解と減薬のご希望があるものという「先入観」がいつの間にか自分の中にできあがってしまっていたように思えます。

　第1章にもある通り，ポリファーマシー対策はあくまで患者中心の思考の上に行うことが重要です。わが国は海外と異なり患者に対して医療従事者の立場的な優位性（いわゆる「お医者様」と揶揄される現状）があると言われています。昨今ポリファーマシーという概念自体が我々医療従事者の間で急速に浸透しつつあ

ります。患者の幸福に近づくための強力なツールという見方もできますが，これ自体が一人歩きしてしまわぬよう，そしてその結果患者の幸福から遠のいてしまうことがないよう，我々医療従事者は十分に注意せねばならないということを再認識させられました。

3章 ポリファーマシー症例への実際のアプローチ

急性期病院におけるポリファーマシー

西村康裕・生方綾史・川島篤志

症 例　高齢独居の85歳，女性。かかりつけ医とは長い付き合いで，これまで下記疾患に対し投薬を受けてきた。自宅でふらついて転倒し，右大腿骨転子部骨折の加療目的にて整形外科に入院となった。

入院後，内科併診医として担当することになった。お困りなことをお聞きすると，本人・家族から「入院中に薬剤の整理をしてほしい」との希望があった。詳しく聞くと「自分が何の薬をもらっているか」をわかっておらず，また薬が多いことに困っているが，かかりつけ医には言い出せずにいるとのことだった。

既往歴

(紹介状より)：高血圧症，脂質異常症，高尿酸血症，うつ病，変形性膝関節症(右膝人工関節置換術後)，頸椎症，腰部変形性脊椎症(第2腰椎経皮的椎体形成術後)，皮脂欠乏症

1. 処方内容

かかりつけ医

シロスタゾール（プレタール®OD）100mg　1回0.5錠　1日2回　朝夕

シンバスタチン（リポバス®）5mg　1回1錠　1日1回　夕

クラリスロマイシン（クラリス®）200mg　1回1錠　1日1回　朝

L-カルボシステイン（ムコダイン®）500mg　1回1錠　1日2回　朝夕

クエン酸カリウム／クエン酸ナトリウム（ウラリット®配合錠）1回1錠　1日2回　朝夕

ベンズブロマロン（ユリノーム®）25mg　1回1錠　1日1回　朝

酸化マグネシウム（マグミット®）250mg　1回2錠　1日2回　朝夕

エトドラク（ハイペン®）200mg　1回1錠　1日2回　朝夕

トラゾドン（レスリン®）25mg　1回2錠　1日1回　眠前

ファモチジン（ガスター®）20mg　1回1錠　1日1回　夕

アミトリプチリン塩酸塩（トリプタノール®）10mg　1回1錠　1日1回　夕

スルピリド（ドグマチール®）50mg　1回1錠　1日1回　夕

パロキセチン塩酸塩水和物（パキシル®）10mg　1回1錠　1日1回　夕

2. ケースの状況と問題

- 長年かかりつけ医より処方を受けておられますが，本人は自分が何に対して，どんな処方を受けているのか理解できていません。おそらく過去のものと思われる症状に対しての処方薬が症状がおさまっているにもかかわらず継続されており，薬は増える一方となっています。

- 既に信頼関係のあるかかりつけ医—患者の関係に，入院で関わる基幹病院の（若手の）医師が介入する場合，慎重な対応が必要です。場合によっては，かかりつけ医から「勝手なことを」と非難される可能性があります。

3. 処方内容をどう見直すべきか

　まずは患者・家族との間，そしてかかりつけ医との間に信頼関係をつくることが重要です。その上で，本人の症状や困っていることに注目し，処方薬1つひとつを吟味します。見直しに当たっては，まずは患者の意向を中心に置き，長期的な予後への影響などを考慮して判断していきます。

　まず，STOPP/START Criteria[1]にしたがって患者にとって"一般的に"不要と思われる薬剤/必要と思われるが処方されていない薬剤がないか確認します。また，長期予後に対して影響の少ないと思われる薬剤や，現在落ち着いている症状に対する処方薬をリストアップします。

　"一般的にはこう"という部分でも，患者の思いと乖離がないかを確認していきます。本症例では，背景に高齢者うつに近い要素があり，ご本人としても睡眠薬や向精神薬に関しては"やめないでほしい"との思いをお持ちでしたので，明らかな副作用などの問題がない限り，本人の思いを優先することとしました。

　かかりつけ医には薬剤の整理を目的として入院中に関わりを持たせて頂くことを連絡し，承諾を得ます。薬に対する本人の思いやこだわり，これまでの処方の経緯など，<u>かかりつけ医だからこそ知っている情報がないか</u>を問い合わせました。

4. 患者中心のポリファーマシー対策

ステップ1

患者「薬が多くて，困っているんです。どんな薬を飲んでいるのかもわからなくて……。かかりつけの先生にはとてもお世話になっているのですが，なかなか薬を減らしてほしいとは言い出せないでいたんです」

医師「ご自身の健康問題について知りたいと思っておられるのですね。かかりつけの先生には私から手紙を書きますので，安心して下さい。ご自身にとって本当に必要な薬を一緒に考えていきましょう」

入院という非日常の状況は，患者にとって日常をふりかえり，人生について考えるとても重要なきっかけになります。薬の整理をするだけでなく，健康問題について把握して頂くことや，人生について考えて頂く良い機会にしたいと考えました。

ステップ2

医師「ご高齢だがまだまだお元気で，ADLも保たれている。なるべくADLを長く守ることを目標にしたい」

患者は術後の機能回復は良好で，杖歩行可能な状態でした。認知機能の低下もなく，十分にADLは保たれていると考えました。多数の心血管リスクはありながら，まだ大きなイベントは起こしておらず，疾患の一次予防や転倒防止が重要であると考えました。

ステップ3

上記の通り，投薬の見直しにはSTOPP/START Criteriaを用いたほか，現在症状を認めないものについては不要と判断しました。また，一次予防の観点から投薬の重みづけを行いました。

本症例では，高齢者薬物療法の指針となるBeers Criteriaの日本版[2]に避けるべき薬剤として記されているアミトリプチリン（抗コリン作用，鎮静作用が強い），スルピリド（錐体外路症状のリスクあり），パロキセチン（転倒の既往がある場合，失神やさらなる転倒のリスクあり）は"中止するべき薬"としてリストアップしました。また，腎障害や消化性潰瘍のリスクあるNSAIDs，トラゾ

ドンについても中止を検討しました。

また，呼吸器症状はなくL-カルボシステインとクラリスロマイシンは不要と考えました。さらに，尿酸値は正常範囲にあり，腎機能も問題なく，また痛風や尿路結石の既往もないことから，米国リウマチ学会（American College of Rheumatology：ACR）のガイドライン[3]を参考に尿酸降下薬は長期的予後に与える影響は少なく中止可能と判断しました。

医師「今，困っている症状はありますか？」
患者「咳や痰は困っていません。腰の痛みは元からあって，痛み止めは飲みたいです」
医師「心の問題についてのお薬は，ふらつきの原因にもなりやすく，ご高齢の方では避けたほうがよいと言われています。私としてもできれば減らしていきたいですが，どう思われますか？」
患者「今は眠れなくてひどく困るということはありません。しかし長年飲んできた薬で，やめてしまうことには不安がとても大きいです。飲んでいるから眠れている，という気もします」

患者の薬剤に対する思いはとても重要です。エビデンスにしたがって闇雲に薬を減らすだけでなく，患者の文脈の中で必要と思われる薬はあえて残すなど，十分な話し合いを行っていく必要があります[4]。

この方の場合，抗血小板薬や尿酸降下薬についてはあまり把握されていませんでしたが，自身が飲んでいる向精神薬についてはとてもよく把握されていました。それだけ，本人にとっては必要な薬だったということでしょう。かかりつけ医からの情報提供でも，不安の訴えの強い方との情報がありました。向精神薬を多数内服することのデメリットも説明した上で，減薬につ

いてはご本人の思いに合わせながら慎重に相談していくことにしました。まずはスルピリドを中止し、数週間後に安定していることを確認してトラゾドンを減量しました。しかし、パロキセチンやアミトリプチリンの中止についてはご本人からの要望で継続することにしました。

患者「薬が減って気分がよいです。リハビリも順調で、この調子でやっていけそうです」

ポリファーマシー対策においては、ただ薬を減らすのではなく、減薬後に症状をモニタリングすることも重要です。入院中はモニタリングもしやすく、薬剤整理がしやすい環境とも言えます。本症例では段階をわけて減量していき、その都度身体的な変化がないかチェックしていきました。

患者「退院してからは、1人暮らしに戻ります。またかかりつけの先生にお世話になろうと思っています。近くに長男が住んでいて、ゆくゆくは一緒に住もうという話も出ています」
医師「ご長男に、ご自身のお体のことや思いを知ってもらってはどうでしょうか？ 一度お会いして、しっかりお話しする機会をつくりましょう」

急性期病院で働く医師にとって、"退院後"さらには、"次の入院"までを見据えた診療を行うことはとても重要です。高齢者の場合、入院を契機に身体的なプロブレムの整理を行うだけでなく、医療との関わり方や人生に対する思いなど、Advance Care Planning（ACP）について整理することで、次のイベントが起こったときに医療者にとっても本人・家族にとっても良い影響を与

えると考えています。

本症例でも長男を交えて面談の場をつくり，ACPについて話し合いました。ご本人は，このままの生活を続けながら，最終的にはあまり苦痛のないように最期を迎えたいとの思いを表出されました。一方で，長男はその思いを受け止めつつも，「やはり，突然の事態が起こったら何もしないということは想像ができず，常識的な範囲での医療は受けさせてあげたい」とお思いのようでした。こうした思いの共有は日常ではなかなか機会がなく，入院という非日常の大きな役割のひとつと考えています。

かかりつけ医への退院報告書

「貴院で処方頂いていた薬剤は，以下の理由で中止させて頂きました。
- A薬は○○の副作用が懸念されるため
- B薬は現時点では明らかな副作用はないが，自覚症状がないため

……

ご本人は△△のようにお思いのようです。今後もAdvance Care Planningについてご相談頂きますようお願いします」

本症例では，退院後もかかりつけ医に通院頂く形になりました。かかりつけの先生には，処方内容の変更について，その理由と変更後の経過について報告するだけでなく，入院中に得られたご本人の思いやACPについても報告するようにしています。こうした病診連携の絶え間ない繋がりが，患者の人生をトータルにサポートする上でとても重要だと実感しています。

5. 最終的にこうなった

> **変更後**

シロスタゾール（プレタール®OD）100mg　1回0.5錠　1日2回　朝夕

ロスバスタチン（クレストール®）2.5mg　1回1錠　1日1回　夕

酸化マグネシウム（マグミット®）250mg　1回1錠　1日2回　朝夕

エトドラク（ハイペン®）200mg　1回1錠　1日2回　朝夕

トラゾドン塩酸塩（レスリン®）25mg　1回1錠　1日1回　眠前

ファモチジン（ガスター®）20mg　1回1錠　1日1回　夕

アミトリプチリン塩酸塩（トリプタノール®）10mg　1回1錠　1日1回　夕

パロキセチン塩酸塩水和物（パキシル®）10mg　1回1錠　1日1回　夕

6. ケースを経験して

　急性期病院入院中に薬剤の整理を行った症例でした。急性期病院では次々に入院してくる患者を「治す」診療に陥りがちです。しかし、入院という非日常が担う役割は、疾患を治すだけではないということは前述した通りです。入院中は薬剤変更後のモニタリングやアドヒアランスの確認がしやすい、薬剤のメリット・デメリットの説明がしやすい、多職種で関わることができるなど、ポリファーマシーの観点からも適した環境と思います。

　さらに、入院でぐっと整理した情報を、適切にかかりつけ医に提供し、退院後や"次の入院"まで見通して診療を行うことが急性期病院の担う役割ではないでしょうか。

　"地域を診る"という視点も地域基幹病院として重要視しています。個別の症例だけでなく、地域で総論的に話し合う場を持ちたいと、診療所の先生方との合同勉強会などで繰り返し発信を続けています。院内外を問わず、地域全体でポリファーマシー

に対して共通見解を持っていくことが理想と考えます。

参考文献

1) Gallagher P, et al：Int J Clin Pharmacol Ther. 2008；46(2)：72-83.
2) 今井博久, 他, 編：これだけは気をつけたい高齢者への薬剤処方. 医学書院, 2014, p244-53.
3) Khanna D, et al：Arthritis Care Res (Hoboken). 2012；64(10)：1431-46.
4) 西村加奈子：治療. 2014；96(12)：1711-5.

4章 薬剤師の視点から

在宅訪問して初めてわかること

八田重雄

1. はじめに

　他の医療機関や介護事業所などから依頼された訪問診療患者宅にうかがって薬を確認すると，実際はその紹介元だけでなく複数の医療機関から処方されていて，処方理由が不明な薬，同種同効薬の重複処方，数多くの内服薬・外用薬などが使用されていたという経験も少なからずあるでしょう。また，患者や家族の想い・解釈により自己調整にて服用していたことなどは日常診療で遭遇する事例ではないでしょうか。このような事例の中で訪問診療の場で医療・介護職者，患者・家族も，"ポリファーマシー" という言葉・行動への理解・対応に苦慮しているのが実情ではないかと思います。

　本項では，在宅患者例を通して訪問診療同行薬剤師の視点からポリファーマシーへの対応について提示・説明します。今回の対応例はあくまでも1つの例であり，個々の患者で対応は異なるでしょう。在宅医療に携わる方のポリファーマシーへの対応方法の参考になればと思います。

2. 訪問薬剤師によるポリファーマシーへの対応

　ポリファーマシーという言葉は，医療・介護現場だけでなくテ

レビや雑誌などでも紹介されており，在宅患者・家族が様々な情報源から"ポリファーマシーの負"の知識を得ることができます。しかし，ポリファーマシーという状態（副作用もなく病態も安定している）からの変更を拒む患者が存在することも現実です。ポリファーマシーを生む要因が医療側観点，患者側観点など種々絡み合っていて，その対応に関しては大変難しいことがあります。ポリファーマシーには，患者側の要因，医療者側の要因と製薬会社の要因があります[1]（**表1**）。

　在宅医療の現場では，高齢患者が多く，併存疾患のある方も多いため1人当たりの服用医薬品数も多くなります。また，在宅の場でも抗癌剤治療や麻薬を用いた緩和医療なども行われており，安全で適正な薬物治療が重要となります。これらの諸問題を改善する上で，薬剤師が居宅にうかがい，薬の配達や服薬指導だ

表1 ポリファーマシーの要因

患者側要因
有効性への過度の期待 薬に対する過度な嗜好 家族からのプレッシャー 併存疾患が複数ある マスメディアや製薬会社の影響
医療者側要因
単一疾患ごとのガイドラインを中心とした診療 薬剤情報への過度な依存と治療行為への満足感 見えない力（鶴の一声，リサーチ資金など） 製薬会社からの影響
製薬会社要因
新薬の開発と適応の拡大 消費者への直接の宣伝 研究者間の競争やプレッシャー

（文献1より引用）

けでなく，加齢に伴う薬物の代謝・排泄能低下に合わせた用量調整や使用している医薬品すべてについて相互作用の確認，効果・副作用評価，患者の状態に合わせた処方提案などを行うことも訪問薬剤師の重要な業務のひとつです。また，アドヒアランスの確認と指導・改善も重要な役割で，薬物治療介入への第一歩であり，ポリファーマシーの改善・防止，副作用防止や残薬問題への対応にもなります。実際，在宅医療の場での副作用発生率は約15％とも報告されていますが，訪問薬剤師の介入が多いほど発見割合が高く，原因薬剤の減量・中止，あるいは薬剤の変更により約9割が改善したと報告されています[2]。このように，訪問薬剤師が在宅医療に携わることにより，患者が住み慣れた場で安心して薬物治療を受けながら過ごすことができるのではないでしょうか。

　筆者は，クリニックに薬剤師として勤務し訪問診療への同行を行っています。初回訪問では，患者や家族の想いを多職種間で共有し，患者の想いや目標に沿った治療薬の評価・検討・変更・中止を行います。また，居宅での生活環境に沿った服用方法の変更や薬の管理方法などの調整，訪問薬剤師との連携も行います。この初回訪問診療時は，ポリファーマシーに対応する場として適しています。その場で患者や家族の想い・生活環境を把握でき，多職種と情報共有しながら処方変更が行えるからです。その後の定期訪問時にも服用を随時確認して，治療薬の提案，効果・副作用の評価・検討を行っています。このように訪問診療に同行する中で，ポリファーマシーへの対応を行っています。ほかに，保険薬局薬剤師（訪問薬剤師）との連絡調整，訪問看護師やケアマネジャーを含む多職種連携，サービス担当者会議への参加も行っています。

　次に，2つの例（①服用に関する自己解釈の強いケース，②定

期処方)を示しながら，医師や薬剤師のポリファーマシーへの対応方法を説明させて頂きます。

3. ポリファーマシーへの対応例

1) 服用に関する自己解釈の強いケース

患者情報

74歳，男性(元化学系研究者)。前立腺癌，多発骨転移の化学療法目的にてA総合病院泌尿器科へ通院中。また，脳梗塞，症候性てんかんにてBクリニック，高血圧，心不全にてC循環器内科にも通院中。車椅子にて外来通院していたがADLが低下してきており，A総合病院より依頼され訪問診療開始となる。

活動

移動：車椅子(移乗動作は軽介助で可能)
食事：自力摂取
基本動作：日常はベッドあるいは車椅子で過ごす，端坐位は自立

紹介時処方内容

A総合病院泌尿器科

オキシコドン塩酸塩水和物(オキシコドン®徐放カプセル) 5mg　1回1カプセル　1日2回　朝，夕食後

オキシコドン塩酸塩水和物(オキノーム®散) 2.5mg　1回1包　疼痛時

デキサメタゾン(デカドロン®錠) 0.5mg　4錠　1日1回　朝食後

Bクリニック

バルプロ酸ナトリウム(デパケン®R錠) 200mg　1回2錠　1日2回　朝夕食後

> **C 循環器内科**
> アスピリン（バイアスピリン®錠）100mg　1回1錠　1日1回　朝食後
> アムロジピンベシル酸塩（アムロジピン®）5mg*　2錠　1日1回　朝食後
> カルベジロール（アーチスト®）10mg*　1回1錠　1日1回　朝食後
> テルミサルタン（ミカルディス®）40mg　1回1錠　1日1回　朝食後
> レバミピド（ムコスタ®）100mg　1回1錠　1日3回　毎食後

　本症例は，それぞれの医療機関において専門性の高い治療が行われていて，患者は各々の医療機関に近い薬局で薬をもらっていました。薬の管理はすべて自分で行っていて，かかりつけ医と保険薬局薬剤師は，アドヒアランスは良好と認識していました。しかし，初回訪問にうかがうと数多くの残薬がありました。

　本人より「脳梗塞の再発や痙攣は怖いので，この薬は飲んでいる。心臓は苦しいとかないし，血圧は俺の年齢では150以下とあまり低すぎなくてもよいとネットで調べたら書いてあったから，これら*を半錠飲んでいるだけ。胃は大丈夫だから飲んでいない。でも，先生に怒られるといやだから，飲んでいることにしているよ。ステロイドは，前立腺の治療時は1錠で4錠飲む理由がわからないから飲んでいない」と説明がありました。この患者の言葉から，薬の服用に関して患者によっては強い想いがあることがわかります。この例では，自分なりの病気に対する重要度や得た知識から解釈し必要な薬の服用という行動が生じています。また，自分なりの解釈と行動をかかりつけ医に相談することにより関係性が壊れてしまうとも考えているようでした。

　最近では，残薬に関して外来受診時に医師に相談する患者も多くなりましたが，まだ残薬問題は生じています。その残薬問題に保険薬局薬剤師の関わりは重要と思われます。お薬手帳で相互作用や重複などの確認，新たな薬が追加されたときには服

用理由を確認し効果や副作用を継続的に評価し，服用に関する患者の想いを聞き，それらの情報を保険薬局薬剤師から医師へ提供することが可能です。

　今回の例では，臓器別の，いわゆる専門性の高い診療のために他の診療科で行われている医療行為に関して関心が薄くなってしまったこと，また，提供された処方という治療行為による患者との満足感の共有が強いあまり，各々の意思疎通がうまく行えなかったことが考えられます。また，処方変更時の情報提供側（医療者）と受け入れ側（患者）の認識不足，いわゆる"薬の変更に関して説明を言った，言わない"が生じたのではないかとも思います。居宅にうかがうとその人の生活背景や環境が及ぼす服薬問題と対応方法のヒントが垣間見えます。たとえば，本症例の場合は，机にはパソコンと一緒に数多くの書籍が整理されており，患者の職歴や自分なりに病気や薬について調べられる環境を見ると，自分なりの病識と解釈があり，その点について補正しながら"服薬の合意形成"を得ていく必要があると思われます。

　本症例に関しては，訪問診療開始に伴いすべての薬に関して一元管理することとなるため，患者に治療上必要な薬について説明し合意が得られた部分を変更し，以下のような処方内容にて訪問診療を開始しました。

処方内容

訪問診療開始時

オキシコドン塩酸塩水和物（オキシコドン®徐放カプセル）5mg　1回1カプセル　1日2回　朝，夕食後

オキシコドン塩酸塩水和物（オキノーム®散）2.5mg　1回1包　疼痛時

デキサメタゾン（デカドロン®錠）0.5mg　3錠　1日1回　朝食後

バルプロ酸ナトリウム (デパケン®R錠) 200mg	1回2錠　1日2回　朝, 夕食後
アスピリン (バイアスピリン®錠) 100mg	1回1錠　1日1回　朝食後
カルベジロール (アーチスト®) 10mg	1回1錠　1日1回　朝食後
エナラプリルマレイン酸塩 (レニベース®) 5mg	1回1錠　1日1回　朝食後
ランソプラゾール (タケプロン®) 15mg	1回1錠　1日1回　朝食後

2) 継続 (定期) 処方について

患者情報

90歳, 女性。平成○×年よりイレウス症状で入退院を繰り返していた。居宅内で転倒し, 腰椎圧迫骨折にて1カ月間入院。退院後, ADLが低下し訪問診療開始となる。

既往歴：高血圧, 甲状腺機能低下症, 虫垂炎術後・腹壁瘢痕ヘルニア

活　動

ADL：日常はベッド上であるが寝返りから起き上がりまでは自立, 杖歩行

処方内容

訪問診療開始時

レボチロキシンナトリウム水和物 (チラーヂン®S錠) 50μg	1回1錠　1日1回　朝食後
大建中湯 (大建中湯エキス顆粒) 2.5g	1回1包　1日3回　毎食前
補中益気湯エキス顆粒** 7.5g	1日3回　毎食前
センナ・センナジツ (アローゼン®顆粒) 0.5g	1回1包　1日1回　眠前
アムロジピンベシル酸塩 (アムロジン®錠) 5mg	1回1錠　1日1回　朝食後
セレコキシブ (セレコックス®錠) 100mg	1回1錠　1日1回　夕食後
ファモチジン (ガスター®D錠) 10mg	1回1錠　1日1回　夕食後
デュロキセチン塩酸塩 (サインバルタ®カプセル) 20mg	1回1錠　1日1回　夕食後

本症例は，2週間ごとの定期訪問診療と1週間に1回の訪問看護を受けながら独居にて居宅生活を送っています。なお，独居でありアドヒアランスを維持するために居宅管理指導（訪問薬剤師）も介入しています。

　今回，訪問診療時に近郊に在住の長女が同席しており，3カ月前の腰椎圧迫骨折入院時の様子や現在の病状・生活などについて話をしました。その話の中で，減薬に取り組む訪問診療医から，「この漢方薬**を減らそうと思いますがどうですか？」と質問したところ，入院中に薬が変わったことに関して長女より「元気がないからその漢方が1つ増えて，夕食後の薬も3種類増えました。入院時に元気がなかったのは，手術や環境のためだと思いますがどうでしょうか？」とのことでした。

　訪問診療の中での継続処方の定期的な見直しは必要です。実際，本症例の減薬について，訪問診療医は以前より介入していたのですが，本人より「すごく体調がよいから，今のままでお願いします」と言われ続けていました。

　訪問薬剤師が訪問時に行うことは2つあります。1つはアドヒアランスの確認と改善，もう1つ重要なことは，現在使用している薬剤により効果が得られているか，あるいは副作用が生じていないかをモニタリングし，薬剤の継続の必要性に関しても評価・検討することです。そして，その評価・検討した内容に関して，医師を含む多職種へ情報を提供することです。本症例に関しても，お薬手帳から入院を契機に処方内容が変更（抗うつ薬，鎮痛薬の追加）されていたことは理解できていたと思います。その変更点に関して継続的に評価・検討する必要があり，たとえば痛みが認められていないようだったら，鎮痛薬の中止とH_2遮断薬の継続必要性を検討します。また，抗うつ薬の継続については，患者の生活環境や精神状態を評価し，継続の必要性につい

て医師と相談という流れも考えられます。

　ポリファーマシーの問題・要因のひとつとして、医師の"Do処方"というものもあります。症状が安定している患者において特に陥りやすい点ですが、定期的に処方を見直すことにより、処方の明確な目標とエンドポイントを再確認、生理機能の変化に伴う処方変更、簡便な服用法への変更などを通して減薬を行うこともできます。その"Do処方"への対応として、「減処方のプロトコール（deprescribing）」(**表2**)[3]があります。たとえば、本症例の場合は、①圧迫骨折後3カ月経過しており、鎮痛薬の必要性は？　②抗うつ薬が処方されているが精神症状はどうか？　③甲状腺機能低下症の精神症状への影響（うつ）はどうか？　など、いくつかの臨床評価項目が推測され、この評価・検討が減薬への糸口となるとも思われます。

　ポリファーマシーは問題となることが多いですが、このケースのように「今のままで……」という意向が強く、薬を服用することで安心する患者や服用数が多くても今の状態（症状も安定して、副作用も起きていない）に満足している患者がいることも事実であり、患者によっては、薬剤への過度の期待から中止への恐怖まで、様々な想いを持っています。患者側の要因としてその考え・想いを配慮しなければならない点が対応として最も難しいのではないでしょうか。

表2 減処方のプロトコール

1. 患者が現在使用しているすべての薬剤について、その処方理由を確認
2. 個々の患者における薬剤有害事象の全体的なリスクを把握
3. 各薬剤の潜在的なリスクとベネフィットを評価
4. 高ベネフィット、低リスク、退薬症状、患者の希望等を考慮して中止薬剤の優先順位を決める
5. 薬剤中止の実行とモニタリング（アウトカムの改善や副作用発現）

（文献3より引用）

本症例は減薬に関して拒否傾向が認められていました。しかし，医療者による評価だけでなく家族の評価なども取り入れながら，患者と相談してゆっくりと減薬を行いました。その結果，半年後には以下のような処方内容に至りました。

処方内容

半年後

レボチロキシンナトリウム水和物（チラーヂン®S錠）50μg　1回1錠　1日1回　朝食後

大建中湯（大建中湯エキス顆粒）2.5g　1回1包　1日3回　毎食前

センナ・センナジツ（アローゼン®顆粒）0.5g　1回1包　1日1回　眠前

アムロジピンベシル酸塩（アムロジン®錠）2.5mg　1回1錠　1日1回　朝食後

4. まとめ

　今後も在宅医療の現場は，高齢化かつ多様化していき，患者の生活環境や今後の目標に合わせた関わりが重要です。薬物治療に関しても初回訪問時から生活環境や思いを取り入れ評価・検討を行うことが，ポリファーマシーへの対応の一歩とも思います。在宅医療に携わり患者が住み慣れた居宅で安心して治療・介護を継続的に受けられるためにも，多職種間の協働が必要です。

　今回，在宅医療におけるポリファーマシーへの対応として薬剤師の視点から説明させて頂きました。生活の場と治療の場が同一である在宅医療では，ポリファーマシーの問題に関しては，様々な要因（生活環境，意志など）が絡み合うケースが多く存在していることから，1人の医療人だけで対応することは，難しく，いろいろな視点（医療職，介護職，患者，家族）が入ることが望まれます。

参考文献

1) 小田倉弘典：治療. 2014；96(12)：1739-43.
2) 恩田光子, 他：薬誌. 2015；135(3)：519-27.
3) Scott IA, et al：JAMA Intern Med. 2015；175(5)：827-34.

4章 薬剤師の視点から

調剤薬局のカウンターにて 医師と患者の間で垣間見えること

川末真理

1. ケース

　当薬局にご来局頂いているSさん（78歳，女性）はA胃腸科内科医院とB病院精神科の処方箋を調剤している患者さんである。若い頃から胃炎と過敏性腸症候群に悩まされ受診されていたが，最近はどちらかというと便秘を訴えることが多く，その薬が処方されている。

　Sさんは教師を定年退職され，4年前にご主人が亡くなられてからは1人暮らしをされている。その頃からうつ症状が発現し精神科の受診が始まっている。

　お子さんは長男，次男がいらっしゃるが，おふたりとも近隣の市に住まわれており，たまにお休みのときに訪ねるくらいだそうである。

　Sさんは教養もあり，病気も専門の医師に診てもらうのがよいというお考えから多くの医療機関を受診されている。初めはお薬手帳もそれぞれの医院で分けていたが（図1），最近薬局でお薬手帳の主旨を説明してようやく全部を1冊にまとめた。ただ，整形外科は院内調剤でお薬手帳の記入はしていなかったので，患者さんとの会話の中で気づき，併用薬を聞き取った。

　A胃腸科内科医院で処方されているポリフル®とオメプラゾールの併用はその作用機序（ポリフル®は胃内酸性下でCaが脱離し

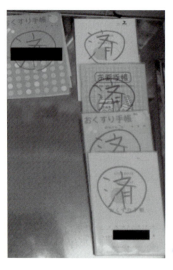

図1 お薬手帳

ポリカルボフィルとなり効果が発揮される）により併用注意となっているため，初回処方時疑義照会したが，他院からの引き継ぎ処方であるためそのまま調剤するようにとの返答をいただいた。

　少し腎機能が落ちている，血糖値もやや高いが治療するほどではないと医師からは言われているそうである。

　ご本人はこの処方で調子よいから何の問題もないとおっしゃっていた。

　先日ご長男が薬局にみえて「こんなにたくさん薬を飲んでもいいのか？　ちょっとふらつくこともあるみたいなのだが薬のせいじゃないのか？」というご相談を受けた。

　ご長男は以前から気にはなっていたものの「これで調子よいのだからいいの。先生が出してくれる薬なんだから」と本人が言うので見過ごしていた，どの先生に言えばいいのかわからないし，先生に言って母の印象を悪くしても困るので，どうしたらよいでしょう，ということだった。

　表1が現在通院している医療機関と処方されている薬剤である。

表1 現在通院している医療機関と処方されている薬剤

A 胃腸科内科医院			
	分3毎食後	スクラルファート細粒90%	2.0g
		ミヤBM細粒	1.5g
		ガスサール錠40mg	3錠
		アジャストAコーワ錠40mg	6錠
		トリメブチンマレイン酸塩錠100mg	3錠
		ドグマチール錠50mg	3錠
		ポリフル錠500mg	3錠
	朝食後	オメプラゾール錠10mg	1錠
B 病院　精神科			
	夕食後	マプロチリン塩酸塩錠25mg	1錠
		ロラゼパム錠1mg	1錠
C 内科医院			
	分2朝夕食後	アムロジンOD2.5mg	2錠
	夕食後	リバロ錠1mg	1錠
	朝食後	バルサルタン80mg	1錠
	分3毎食後	酸化マグネシウム330mg	3錠
D 泌尿器科			
	夕食後	バップフォー20mg	1錠
	就寝前	リーゼ5mg錠	1錠
E 整形外科医院			
	朝食後	メロキシカム錠5mg	1錠
	分3毎食後	エペリゾン塩酸塩錠	3錠
F 皮膚科医院			
		デルモベート軟膏0.05%	
		ゲンタマイシン硫酸塩軟膏0.1%	
		スチブロン軟膏0.05%	
G 眼科医院			
		カリーユニ点眼液	

2. 医師が見落としがちな視点

　高齢者は多くの症状から複数の医療機関を受診している場合があります。

　現在お薬手帳の普及から，それによって情報を得ることが一般的ですが，Ｓさんのように自己判断でお薬手帳を複数持っていたり，医院によっては院内調剤でお薬手帳に記入することをしていない場合，また患者さんがたまたまお薬手帳の持参を忘れてしまいその日の情報が漏れてしまうなど，お薬手帳を見ただけでは服薬情報が完全でないことがあります。

　当初Ｓさんは，Ａ，Ｂ医療機関は当薬局で調剤していたので，2医療機関の情報は1冊に集約されていましたが，他はそれぞれの医院の近くの薬局で調剤しそれぞれのお薬手帳をつくっていましたので，それぞれの医師の間で情報の共有が完全にされていたかはわかりません。

　また，複数の医療機関でその時点で感じた訴えをするため，複数の医療機関で同じ症状に対する処方が出されているのではという処方も見受けられます。

　Ｓさんに対してはお薬手帳を1冊にまとめさせて頂き，受診している全医療機関の医師に見せるようにお願いしました。（院内調剤の医療機関にはお薬手帳の記載をお願いしました）

　Ｓさんは現在18種類の内服薬を服用しています。当薬局で調剤している処方はここ数年変更ありませんでした。

　各薬剤の代謝酵素の拮抗や蛋白結合率の強さによる影響に加え，高齢者では臓器予備能の低下や細胞内の水分・脂肪量，血中アルブミンの変化に伴い薬剤の蓄積から過剰投与になっていることもあります[1]。

　Ｓさんのように臓器別に医療機関を受診していると症状の訴え

が他科から処方されている薬剤の副作用によるものであることに気づかないまま，さらに処方が追加される場合もあります。

　今回，ふらつきのご相談がご家族から薬局にあったため，処方薬全体をアセスメントして，処方の見直し（抗コリン作用を持つ薬剤が複数処方されている）と同じ症状に関して複数科が関わっていることも含め各医療機関間の連携をA医院にご提案させて頂きました。さらにA医院には当初引き継ぎ処方と言われていた薬剤についても効果の見直しをして頂きました。

3. 患者・家族の本音

　患者さん，特に高齢の患者さんは医師に対して「良い患者」でありたいと思っているようです。患者さんにとって「良い患者」は私たち医療者から見るとまったく良い患者ではないことがしばしばあります。

　たとえば，以下のように，

- 他の医院に通院していることは，先生に悪いので知られたくない。
- 「おかげんいかがですか？」という問いには常に「おかげさまで変わりありません」と言いたい。
- 先生の出してくれた薬だから，文句を言わずにもらっていく。（全部飲むという意味ではありません）
- 飲み残していることは先生に知られたくない。（残薬はあるけどもらっていく）
- 先生が何かおっしゃっていたけど，私は耳が悪いので聞き返すのは申し訳なくてそのままにしている。
- 聞きたいことがあったけど，先生はお忙しいので時間を取ら

> せるのは申し訳ない。
> ●ここの先生に○○科の薬は飲まないように言われたけど，向こうの先生にはそんなこと言えない。

といった具合で随分と医師に気を遣っています。

Sさんも，他の医院に通院していることを知られたくなかったことが，お薬手帳を分けていた理由だったようです。

また，症状の訴えに対して何かお薬をもらわないと安心しないし，それを飲み続けることでさらに安心感を持つようなこともあるようで(止めることが不安)，漫然投与が自然に起きてきてしまうのではないかと思われます。

逆に先生から何も言われないから出された通りに飲んでいるけど，これっていつまで飲むのかしら，と言う場合もあります。

Sさんの場合は良い患者であるために，処方通りいつもきちんと飲んでいます。「先生のおかげで長生きさせてもらっています。お薬で生きているようなものだから」と言うのが薬局でのいつもの会話です。

そしてSさんのご家族のように，医師を不快にさせたらきちんと診てもらえないのではないかという不安からネガティブなことは言いづらい，という意識を持っている方がまだまだおられます。

4．薬剤師ができること

継続的に薬物治療をしている経過において患者さんは高齢化していきます。その流れの中で私たち薬剤師は全人的に患者さんを見ていかなければなりません。加齢とともに症状が加わり薬剤の処方が増えていきます。患者さんとのコミュニケーショ

ンの中から他科受診や併用薬も含め，多剤併用を意識する必要があります。

　処方せんを受け取る薬剤師は医師とパートナーとして患者さんに対してダブルチェックの役割があると考えます。

　症例のSさんの場合コンプライアンスは良かったのですが，別のケースではコンプライアンスが悪く，そのために医師が期待した効果が出ず，それを医師が認識していない場合は薬剤の追加になるというポリファーマシーが生じます。

　薬剤師はコンプライアンス，薬剤の効果・副作用のモニタリングを行う上で，患者さんが医師には話せなかったこと（ナラティブも含め）も聞き取ります。そこから薬剤の中止や剤形変更，一包化などの調剤方法も含め，様々な処方提案ができます。

5. 医師へのメッセージ

　Sさんのケースで問題があると考えた点は，

- 服薬情報が集約されていない⇒ポリファーマシー？
    - お薬手帳を各医療機関（薬局）ごとにつくっている
    - 院内調剤の処方はお薬手帳に記載されていない
- 引き継ぎ処方の漫然処方⇒ポリファーマシー？
- かかりつけ医がいない

　医薬分業となり患者さんを中心に薬剤師も直接患者さんに関わるようになりました。医師と薬剤師はお互いパートナーとして患者情報を共有し，患者さんにとってより良い薬物療法のために協働したいと思います。

　多くの患者さんが医師の多忙を周知しており，特に高齢者は

とても気を遣っています。患者さんとより良いコミュニケーションがとれる雰囲気をつくって頂きたいというのが一番ですが，薬剤師もパートナーとして患者さんをモニタリングし患者さん個々にあった（患者さんに寄り添った）薬物療法をタイムリーにご提案したいと考えています。

　また，ある医師から「他の医師の処方をいじるのは御法度」という言葉を聞いたことがあります。しかし，患者さんのために薬剤の効果を見直して適正な処方をして頂きたいと思います。

参考文献

1) 杉山正康, 編著：薬の相互作用としくみ. 日経BPマーケティング, 2016.
- 日本老年医学会, 編：高齢者の安全な薬物療法ガイドライン2015. メジカルビュー社, 2015.

4章 薬剤師の視点から

患者や家族の想いや願いを汲み取った医師と薬剤師の処方連携

佐藤一生

1. ケース

患者情報

症例：60歳代，男性，要介護4

既往：筋萎縮性側索硬化症（amyotrophic lateral sclerosis：ALS），
　　　前立腺肥大症，慢性気管支炎，便秘症，右肩関節痛症

　訪問主治医より，「退院時の薬剤がとにかく複雑で，ニフェジピン徐放錠以外すべて粉砕されている。主たる介護者である奥様が薬剤の管理・服薬支援に悩んでいる様子であり，薬剤師でなければ解決困難と判断。適切な提案および薬剤変更をお願いしたい」との依頼がありました（図1）。

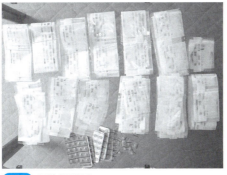

図1　退院時薬剤

2014年夏頃から身体機能の異常を感じ，専門医を受診。ALSと診断され入院治療を受けました。入院直前は3箇所の病院にかかっており，それぞれの病院から薬が処方されていましたが，2015年7月より退院を機に病院と薬局をそれぞれ1箇所に集約，医師の訪問診療および薬剤師の訪問薬剤管理指導が開始されました。

処方内容

A病院

ブロムヘキシン塩酸塩（ビソルボン®）錠4mg（粉砕）	1回1錠　1日3回毎食前
ナフトピジル（フリバス®）錠25mg（粉砕）	1回1錠　1日1回　夕食前
アンブロキソール塩酸塩（ムコソルバン®）錠15mg（粉砕）	1回1錠　1日3回　毎食前
ロキソプロフェンナトリウム水和物（ロキソニン®）錠60mg（粉砕）	1回1錠　痛いとき
レバミピド（ムコスタ®）＊OD錠100mg	1回1錠　痛いとき

＊：ムコスタ®はOD錠がないため，院内でムコスタ®（粉砕）使用

B内科

リルゾール（リルテック®）錠50mg（粉砕）	1回1錠　1日2回　朝夕食前
センナ・センナジツ（アローゼン®顆粒）	1回0.5g　1日1回　就寝前
ゾルピデム酒石酸塩（EE）錠5mg（粉砕）	1回1錠　1日1回　就寝前

C医院

バルサルタン（KOG）錠160mg（粉砕）	1回1錠　1日1回　朝食後
アロプリノール（ケミファ）錠100mg（粉砕）	1回1錠　1日1回　朝食後
エナラプリルマレイン酸塩（日進）錠5mg（粉砕）	1回1錠　1日1回　夕食後
ニフェジピンL（ZE）錠20mg	1回1錠　1日2回　朝夕食後
ピコスルファートナトリウム水和物（チャルドール®）液　5滴から始めて随時増量　便秘時	

筋萎縮の進行により，1人での移動が困難で介助が必要です。嚥下が困難になり，胃瘻造設に至りました。食事は摂れなくなりましたので，経管投与から点滴で対応しております。支援なしでは服薬できない状況です。胃瘻からの服薬支援はもっぱら奥様が行います。

　　患者本人は，1日に数時間程度居間で休んでおりますが，それ以外はベッドで過ごしており，寝たきりです。

2. 医師が見落としがちな視点

　　入院中，図1のように，処方された薬剤は粉砕調剤されており，個別に分包されていました。持参薬もあり，用法は1日7回にも及んでいました（毎食前＋朝夕食後＋就寝前＋頓服）。

　　患者は介護者の支援なしでは服薬できない状態でした。胃瘻造設による経管投与が奥様の服薬支援を困難にしていました。薬剤の混合や溶解時に散剤をこぼしてしまったり，チューブの閉塞やチューブがはずれるなどの失敗による薬剤のロスが多かったようです。入院中に看護師から経管投与の手技を指導されたそうですが，上手にできないまま退院を迎えたそうです。

　　経管からの投与の場合，手技もさることながら服薬支援にかかる時間なども考慮して用法を検討したいところです。実際にどのような状態の薬剤をどのように扱っているのか，自宅での様子をイメージする視点を持つとよいのかもしれません。

3. 患者・家族の本音

　　薬の種類が多い上に粉砕された薬を溶かして，細いチューブに通す作業が苦手。いつも失敗しているが医師や看護師には言

えない．手技が不安なまま退院となり，ひとりで悩んでいたとのことでした．奥様の手技に対する不安を取り除くため，簡易懸濁のマニュアル冊子をお渡しし，初回は服薬支援をお手伝いしました．

奥様にとって，ALSは得体のしれない難病であり，今の夫の状況を受け入れ難く，今後どうなってしまうのか精神的にとても苦痛だとお話しされておりました．

患者ご本人は，就労中高い地位まで昇進した実績があり，人生に誇りを持っている方でした．難病を受け入れるには時間がかかった様子でしたが，現在ではしっかりと受け止めているとのことでした．

明るい話題はないが，最後の温泉旅行に行こうと涙ながらにお話しされていました．

ご家族，特に奥様には強い思いがありました．「たった1粒の薬でもいいから，最後の最後まで口から食べさせてあげたい」と．

ケアマネジャーからの情報によると，奥様の介護負担を考慮し適宜ショートステイを検討しているとのことでした．それに対し，奥様は「夫はもう自分で何もできないので，大変だけれどもできる限り夫のそばにいたい」とショートステイについては消極的にお話しされておりました．

4．薬剤師ができること

薬剤師は在宅訪問することにより，薬のセットや残薬確認をするだけでなく，患者の置かれている環境や生活に即して，薬剤の使用状況や身体に及ぼしている様子を確認しています（**表1**）[1]．

服薬支援による介護ストレスを軽減するため，**表2**に示した取り組みを行いました．12種18個の薬剤を1日7回服用してい

表1 薬剤師の訪問業務

・環境を見る　・生活を見る　・身体を見る　・薬剤を見る

(文献1を基に作成)

表2 本症例で最初に取り組んだこと

1	使用薬剤の削減	18個⇒12個
2	用法の改善	7通り(毎食前＋朝夕食後＋就寝前＋頓服)⇒3通り(朝夕食前＋就寝前)
3	簡易懸濁の導入	粉砕の必要をなくした
4	1剤ごとの分包	用法ごとにまとめた
5	薬局の一元化	食前食後を食前に統一
6	分3の薬剤を分1へ	アンブロキソール塩酸塩錠15mg→アンブロキソール塩酸塩OD錠45mg
7	分3の薬剤を分2へ	ブロムヘキシン塩酸塩錠減量
8	普通錠を口腔内崩壊錠へ変更	ナフトピジル錠25mg→ナフトピジルOD錠25mg
9	普通錠を口腔内崩壊錠へ変更	バルサルタン錠160mg→バルサルタンOD錠160mg
10	簡易懸濁に適した薬剤へ変更	ニフェジピン錠→ニフェジピン細粒2%
11	就寝前を経口可能に(ご家族の思い)	ゾルピデム酒石酸塩錠5mg→ゾルピデム酒石酸塩OD錠5mg
12	頓服薬を削除	必要ならば内服で対応

ため，奥様の服薬支援にかかる負担が大きくなっていました。最初の取り組みでは，9種12錠1日3回まで減薬しました(**図2**)。

剤形については，粉砕調剤されていたものを錠剤のまま利用できるように簡易懸濁法にスイッチしました。結果として**表3**のような処方提案につながりました。

薬剤師には，薬剤の投与経路による特徴や問題点を把握し，適切な対策を見出す知識があります(**表4**)。薬剤の注入時間短縮

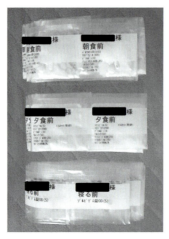

図2 在宅支援介入後

やチューブ閉塞是正のための適切な処方提案を行いました。

服薬失敗が軽減されることによりアドヒアランス改善が期待されますが，その場合，over doseに注意して経過観察する必要があります。処方提案後のモニタリングを重視し，月2回の訪問薬剤管理指導を継続しました。

5. 医師へのメッセージ

難病という背景により，複数の医療機関へかかることになり，使用薬剤が多くなり用法も複雑になってしまいました。さらに薬剤は粉砕され，胃瘻からの投与を行う状況では，介護者の対応能力を大きく超える難易度になってしまいました。

本症例では，まずは介護者が適切に服薬支援できる環境を整える必要があったように感じます。難病に対するきめ細かいケアをしていたとしても，薬剤が適切に投与されていなければ，十分な効果は期待できず，結果として医師の意図した通りの薬物治療がなされていない状況に陥ります。

表3 処方提案よる薬剤の変更

退院時処方	薬剤師介入後
バルサルタン（KOG）錠160mg 1回1錠　1日1回　朝食後	バルサルタン（トーワ）OD錠160mg 1回1錠　1日1回　朝食前
アロプリノール（ケミファ）錠100mg 1回1錠　1日1回　朝食後	アロプリノール（ケミファ）錠100mg 1回1錠　1日1回　朝食前
ブロムヘキシン塩酸塩（ビソルボン®）錠4mg 1回1錠　1日3回　毎食前	ブロムヘキシン塩酸塩（ビソルボン®）錠4mg 1回1錠　1日2回　朝夕食前
アンブロキソール（ムコソルバン®）錠15mg 1回1錠　1日3回　毎食前	アンブロキソール（ムコソルバン®）OD錠45mg 1回1錠　1日1回　朝食前
エナラプリルマレイン酸塩（日進）5mg 1回1錠　1日1回　夕食後	エナラプリルマレイン酸塩（オーハラ）錠5mg 1回1錠　1日1回　夕食前
リルゾール（リルテック®）錠50mg 1回1錠　1日2回　朝夕食前	リルゾール（リルテック®）錠50mg 1回1錠　1日2回　朝夕食前
ナフトピジル（フリバス®）錠25mg 1回1錠　1日1回　夕食前	ナフトピジル（日医工）OD錠25mg 1回1錠　1日1回　夕食前
センナ・センナジツ（アローゼン®）顆粒 1回0.5g　1日1回　就寝前	削除
ゾルピデム酒石酸塩（EE）錠5mg 1回1錠　1日1回　就寝前	ゾルピデム酒石酸塩（EE）OD錠5mg 1回1錠　1日1回　就寝前
ニフェジピンL（ZE）錠20mg 1回1錠　1日2回　朝夕食後	ニフェジピン（セパミットR®）細粒2% 1回1g　1日2回　朝夕食前
ロキソプロフェン錠60mg 1回1錠　痛いとき	削除
レバミピドOD錠100mg 1回1錠　痛いとき	削除

　本症例では，医師が薬剤師の処方提案を全面的に受け入れてくださったことにより，奥様の介護ストレスの訴えがなくなりました。経管からの投与がスムーズになり，服薬にかかる時間が短縮され，ご家族にも自分の時間ができるようになったそうです。快適な家庭環境を整えることも適切な服薬に重要な要素であると思います。

表4 経管投与の問題点

- 粉砕が不適な薬剤
- 溶解しない薬剤
- 簡易懸濁が不適な薬剤
- チューブに詰まる薬剤
- 胃瘻が不適な薬剤(腸瘻のみ)
- 緻密な温度管理が必要な薬剤
- 薬剤同士が反応を起こす薬剤

→ 適切な薬剤の選択と投与方法の打ち合わせ

(文献1を基に作成)

　本症例はあくまでも介護者の負担軽減のためにとった最初の一手でした。使用薬剤の削減、用法の改善、簡易懸濁法の適正化を実現しましたが、患者の経過を観察しながら医師と次なる一手も検討しておりました。定期的にモニタリングし、状況に応じた処方の見直しを継続する必要があると思います。

　就寝前のゾルピデム酒石酸塩は必ずしも必要不可欠な薬剤ではありませんでしたが、「口を動かせる間は薬でもかまわないので口に入れてあげたい」というご家族の強い想いを形にしました。処方医には、口腔内崩壊錠を使用することで胃瘻からではなく、経口摂取を提案しました。ご家族の意向を考慮した薬剤設計により、信頼関係が構築されました。

　就寝前の服用を睡眠導入薬のみに減らし、夜間に移動させることなく、ベッドサイドで水なしで服用できるメリットも享受できました。最期まで人間らしく生きるためにご家族の思いも大切に受け止める必要があると感じています。

参考文献

1) 庵原伸也, 他, 監:次世代薬剤師 虎の巻－実践!地域薬局での薬学生・薬剤師教育. 日経BP社, 2015, p145-57.

4章 薬剤師の視点から

お薬手帳の使い方

古田精一

　2016年度診療報酬改定において，多く処方されている薬の種類を減らすことに対して医療機関に加算がつく制度が新設されました。6種類以上の内服薬が処方されていた場合に，2種類以上減らすと加算が算定できるというものです。入院においては「薬剤総合評価調整加算250点（退院時に1回算定可能）」，入院以外の外来や在宅医療においては「薬剤総合評価調整管理料250点（月1回に限り算定可能）」が新設されました。また，処方内容の調整にあたって，別の保険医療機関または保険薬局との間で照会または情報提供を行った場合は，連携管理加算として，保険薬局が減薬に何らかの具体的な行動〔疑義照会や服薬情報提供書（図1）の提出等〕で関わった場合に追加で算定できるというものも新設され，ポリファーマシーに対する薬剤師の働きかけが求められています（図2）[1]。

　薬剤師の業務の根幹である調剤とは，第13改訂調剤指針（日本薬剤師会編）[2]によれば「薬剤師が専門性を活かして，診断に基づいて指示された薬物療法を患者に対して，個別最適化を行い実施することをいう。また，患者に薬剤を交付した後も，その後の経過の観察や結果の確認を行い，薬物療法の評価と問題を把握し，医師や患者にその内容を伝達することまで含む」とされています。これは個々の患者の既往歴や服用歴など患者の特性を十分考慮した上で調剤を開始することを意味しています。以前

↑FAX：○○病院薬剤部 XXX-XXX-XXXX

保険薬局 → 薬剤部 → 主治医

○○病院　御中　　　　　　　　　　　　　報告日：　　年　　月　　日

残薬調整に係る服薬情報提供書（トレーシングレポート）

担当医　　　　　科 　　　　　先生　御机下	保険薬局　名称・所在地
患者ID： 患者名：	電話番号：
	FAX番号：
	担当薬剤師名：　　　　　　　　㊞

この情報を伝えることに対して患者の同意を □得た。　　□得ていない。 □患者は主治医への報告を拒否していますが，治療上重要だと思われますので報告いたします。

　　　下記の通り，残薬を確認し日数調整をしましたのでご報告いたします。
　　　ご高配賜りますようお願い申し上げます。

残薬調整した内容※
残薬の理由（複数回答可） 　□飲み忘れが積み重なった　　　　　□自分で判断し飲むのをやめた 　□新たに別の医薬品が処方された　　□飲む量や回数を間違っていた 　□別の医療機関で同じ医薬品が処方された　□その他 上記選択肢の詳細
薬剤師としての提案事項

〈注意〉
※・残薬を確認した場合の対応の指示が，2番目「情報提供」のときは確認内容をご記入ください。
　・FAXによる情報伝達は，疑義照会ではありません。緊急性のある疑義照会は通常通り電話にてお願いします。

図1　服薬情報提供書の例

平成28年度診療報酬改定

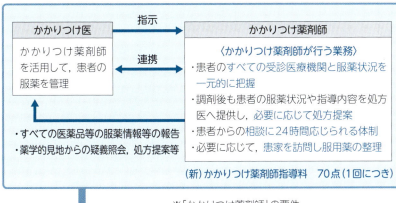

図2 かかりつけ医とかかりつけ薬剤師の連携　　　　　　　　　（文献1より引用）

は医師が処方した薬剤に対して，狭義の調剤行為のみしか行わない薬剤師が散見され，薬物療法の評価や問題点などをもとに処方提案などを行わないことがポリファーマシーを生じる大きな原因のひとつであろうと考えます。

2015年10月に厚生労働省が公表した『患者のための薬局ビジョン 「門前」から「かかりつけ」，そして「地域」へ―』[3]によれば，今後の地域包括ケアシステムの構築に合わせて，かかりつけ薬剤師・薬局として服薬指導の一元的・継続的な把握とそれに基づく薬学的管理・指導が求められ，具体的な行動指針として主

治医との連携，患者に対する丁寧なインタビュー，患者に発行されたお薬手帳の内容の把握等を通じて患者の全受診医療機関を把握し，一般用医薬品（OTC医薬品）を含めた一元的かつ継続的な服薬情報管理を求めています。そのためにお薬手帳について，薬局は複数の手帳の所持の有無を確認し，1冊にまとめるように努めることが求められています。

　さらにかかりつけ薬剤師として，医師の処方内容をチェックし，適切に調剤することはもちろんですが，患者とのやり取りを通じて入手した情報をもとに，必要に応じて処方医に対する適切な処方提案が求められています。このようにお薬手帳は今後の薬剤師のあるべき姿を具現化するための必須アイテムのひとつですが，残念ながらお薬手帳の意義が一部のマスコミにより医療費の節約法として（お薬手帳を持参しないほうが患者負担は少なくなる等）流布されたことは記憶に新しいです。2016年度診療報酬改定において，原則として下記の2つの条件を満たすことでお薬手帳を持参するほうが持参しないより患者負担が少なくなるように変更されましたが，お薬手帳の意義が診療報酬という経済的な側面においてのみ議論されることは，患者の生命・身体を守るという薬剤師の使命からすれば非常に残念なことです。

　①薬局の利用が2回目以降で，6カ月以内に同じ薬局で調剤を受けている場合
　②いわゆる「大型門前薬局」ではない薬局での場合

　ポリファーマシー対策のための処方薬の一元管理の重要なツールとしてお薬手帳の果たす役割は大きいですが，現在の手帳という紙の「アナログ」的な道具ではなく，2016年4月から従来のお薬手帳と同等の機能（**表1**）[4]を有するアプリやカードタイプの電子お薬手帳に限り，管理指導料は紙のお薬手帳と診療報酬上同じ扱いを受けることができるようになりました。さらに電子お薬手帳

表1 お薬手帳への必要な記載事項

記載時期	記載者	記載内容
使用開始時	薬局	・薬局の名称 ・薬局の連絡先
使用開始時	患者	・患者の氏名 ・生年月日 ・連絡先等 ・アレルギー歴 ・副作用等 ・主な既往歴等
毎回	薬局	・調剤日 ・薬剤の名称 ・用法・用量 ・（必要に応じて）服用に際して注意すべき事項 患者が乳幼児の場合は以下も記載する ・体重，適切な剤形その他の必要な事項等の確認を行い，その確認内容の要点 ・患者の家族等に対して適切な服薬方法，誤飲防止等の必要な服薬指導を行い，その指導の要点

(文献4より引用)

の中には地域全体での活用を考慮したものもあり（図3）[5]，単なるお薬手帳の機能だけではなく，健康情報なども地域ぐるみで効率的に管理する動きが広がっています。

　お薬手帳はその患者に対する薬の履歴書です。一般的な履歴書には記載者の職歴や学歴など多くの情報が記載されています。保険薬局においてしばしば見られる光景のひとつに，単に調剤内容の「シール」を貼っただけの手帳のやり取りが行われていることがありますが，これは断片的な薬の調剤歴の情報のやり取りにすぎず，患者を守るという面から評価すると十分とは言えません。表1に示したお薬手帳の記載事項に関する通知の中で，特に患者が乳幼児の場合において記載する2点に関しては，ポリファーマシー防止の観点から，高齢者に対しても乳幼児と同様，

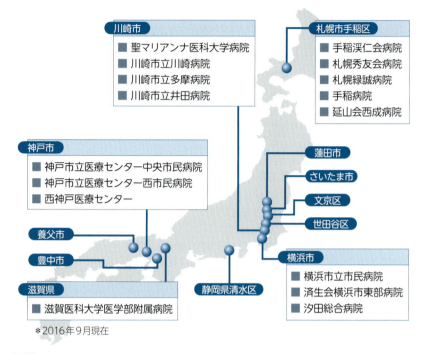

図3 電子お薬手帳「harmo」の地域での導入事例　　　　　　　　　（文献5より引用）

調剤の際に患者もしくはその家族や介護者に確認し，お薬手帳を活用して，その情報を医師などとも共有することが必要です（**表2**）。

ドラッグストアーなどで購入したOTC医薬品の情報は，多くの場合お薬手帳への記載がなされていないのが現状ですが，お薬手帳の積極的な使用法について，臨時に使用するOTC医薬品などの購入の際にもお薬手帳の使用を薬剤師が指導することで，相互作用に対する問い合わせや一般的な薬効・用法用量・使用法などに対する問い合わせ件数が減少するとの研究結果[6]も示されています。このことから医療用医薬品だけではなくOTC医薬品を含めたすべての医薬品の使用履歴がお薬手帳に残るようなシ

表2 高齢者のお薬手帳へ必要と思われる追加記載事項

記載時期	記載者	記載内容
使用開始時	薬局	・体重 ・特記すべき医療の提供状況 　疼痛管理，褥瘡管理，経管栄養，ストマ，高カロリー輸液，CV-ポートなど ・患者の特徴 　視力障害，聴力障害，嚥下困難，認知症の有無，運動障害等
毎回	薬局	患者が高齢者の場合は以下も記載する ・体重の変化，嚥下機能低下に対する適切な剤形その他必要な事項等の確認を行い，その確認内容の要点 ・患者の家族や介護者等に対して適切な服薬方法など服薬指導を行い，その指導の要点 ・前回指導内容の評価

表3 OTC医薬品の分類

OTC医薬品分類		対応できる専門家	情報提供内容	ネット，通信販売の可否
要指導医薬品		薬剤師	書面での情報提供（義務）	不可
一般用医薬品	第1類医薬品			可
	第2類医薬品	薬剤師または登録販売者	努力義務	可
	第3類医薬品		規定なし	可

（薬事法及び薬剤師法の一部を改正する法律より作成）

ステムが理想的ですが，当面，購入者への説明義務と努力義務がある要指導医薬品と，OTC医薬品の中でも第1類医薬品と第2類医薬品に関しては必ずお薬手帳へ記載すべきです（**表3**）。それら医薬品購入後のお薬手帳への記載が煩雑になることも予想されますが，現在ワクチンの外箱に貼付されている確認シール（**図4**）[7)]と同様のシールを今後OTC医薬品の外箱などに貼付し，それをお薬手帳へ貼ることを提案したいところです。

　ポリファーマシー防止のためにお薬手帳の積極的な活用が必

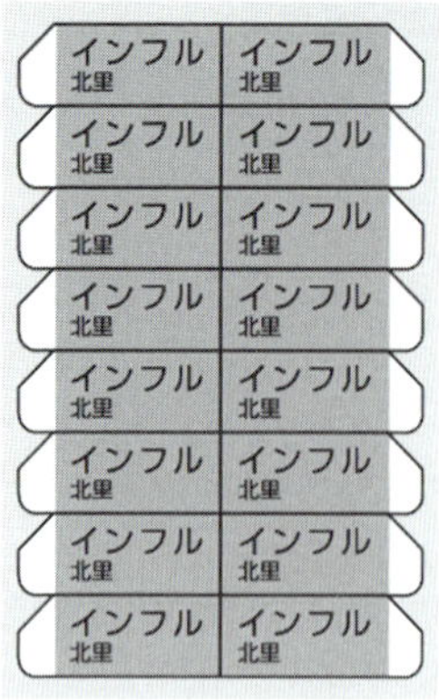

図4 ワクチン確認シール

(文献7より引用)

要ですが，その目的が単に診療報酬で点数が評価されるから行うのではなく，個々の患者の特性を反映したお薬手帳にならなければ，お薬手帳の存在が危機的なものとなることは容易に想像できます．お薬手帳が単なる薬の履歴を記録したシール帳で終わることなく，地域住民の安全で健康な生活を守るための重要な情報ツールのひとつとして位置づけられるように薬剤師として努力すべきです．

参考文献

1) 厚生労働省：平成28年度診療報酬改定の概要. 2016.
2) 日本薬剤師会，編：第13改訂調剤指針. 薬事日報社, 2011, p3-5.
3) 厚生労働省：患者のための薬局ビジョン―「門前」から「かかりつけ」, そして「地域」へ―. 2015.
4) 厚生労働省：診療報酬の算定方法の一部改正に伴う実施上の留意事項について(通知). 2014.
5) ソニー株式会社harmoホームページ. [http://www.harmo.biz/medical/]
6) 土井信幸, 他：医療薬. 2012;38(3):204-9.
7) 第一三共株式会社：確認シールおよび個装箱仕様変更のご案内. 2016. [https://www.medicallibrary-dsc.info/announce/other/pdf-data/2016/1608pack_ifv_inj1.pdf]

5章 ポリファーマシー外来の実践

多職種チームで取り組む
ポリファーマシー外来

矢吹 拓

1. はじめに

　ここまでポリファーマシー症例への実践的アプローチや薬剤ごとのエビデンスを学んできました。ポリファーマシー症例に対する個別の対処法が少しずつ見えてきたのではないでしょうか？　医師であれ薬剤師であれ，それぞれの職種の特性を生かしながら考え，行動していくことが重要だと思います。

　それぞれの職種の特性を生かすという点では，多職種で介入するという方法もまた重要です。ポリファーマシー症例に対する過去の多職種連携における介入では，高齢者施設入所者に対して，総合診療医・老年医・薬剤師・ケアスタッフなどの多職種でカンファレンスを行って処方を見直すことで，MAI score[1]という薬剤適正状態を把握するスコアが改善するという報告[2]や，薬剤師が病棟の多職種ラウンドに参加して処方計画に参画することで，やはりMAI scoreが改善したり過小処方（underuse）のスコアが改善したという報告[3]があります。日本でも岐阜大学の取り組みで，神経内科と老年科に入院した65歳以上の高齢者に対して，医師・看護師・薬剤師が入院時に電子カルテ上で薬剤レビューを行うことで処方薬剤数が減少したという後ろ向きの観察研究[4]が報告されていました。

　今回はポリファーマシーに対する多職種チーム介入として，

栃木医療センターで2015年から取り組みを開始している「ポリファーマシー外来」について概要を解説しながら，実施にあたってのポイントをご紹介させて頂きます。

2. ポリファーマシー外来開設の経緯

そもそも，当院でポリファーマシーという概念を認識するようになったのは，内科で定期的に行っている朝の勉強会がきっかけでした。日常診療の中で多剤を服用している患者や，薬による副作用や相互作用が原因と思われる入院を経験することは多く，それぞれに問題意識を持ち，薬剤有害事象の予防的対応や治療に取り組んではいました。しかし，勉強会でポリファーマシーという概念が紹介され，その害や背景，是正への取り組みを知る中で，今まで感じていたものが定義され，世界での多くの取り組みを知るに至ることで多剤服用への認識が変化しました。高齢者を取り巻くひとつの大きな問題として考え，患者のカルテにはプロブレムリストとして「#1　Polypharmacy」などと記載して，積極的に認識して対処するようになりました。

2013年には当院の内科入院患者におけるポリファーマシーの実態を横断的に調査しましたが，内科入院患者の平均内服薬数が5.1種類，65歳以上の高齢者に限ると6.2種類で平均5種類を上回っている状態であることがわかりました。ポリファーマシーが非常に身近で頻度の高い問題であることを再認識しました。内科医の間ではポリファーマシーの概念は浸透し，徐々に個別の取り組みを進めていましたが，院内の他診療科や他職種，地域の医療機関にその取り組みを広げていくことはなかなか難しい問題でした。これは，患者を取り巻く医療福祉関係者が，それぞれ薬剤への考え方が異なること，他の先生の処方を調整す

ることや医師の処方に意見をすることがタブー視されている状況などが関係していると思いました。

　そんな中，80歳代の女性がポリファーマシー状態で当院の他診療科に入院され，内服薬を継続したところ，薬剤関連の重篤な有害事象が発生し，不幸な転帰をたどった症例を経験しました。当時，入院中に担当した主治医は，かかりつけ医と連絡を取り，その処方内容の継続について問い合わせを行っていました。また，病棟薬剤師も処方の問題点に気づいていましたが，最終的には処方への介入には至りませんでした。すべての内服薬の継続に加えて，入院中に新たな薬剤が追加され，重篤な有害事象が発症してしまったのです。事後検証してみると，薬剤の重複や不適切な薬剤の組み合わせが複数認められ，発症した有害事象も薬剤によることが明確でした。医療安全部門で検討しましたが，入院時から適切に介入することができれば防ぎえた有害事象で，何かしらの再発防止策が必要との結論になりました。

　病院や地域として考えたときに，問題意識を持っている医療者だけによる取り組みでは不十分であり，安全な処方設計をめざすシステムとしての介入や取り組みが必要と考えました。まずは院内の処方適正化をめざして，薬剤師や看護師，地域連携の事務部門，リスクマネージャー等を含めた多職種で集まり，2014年10月に「ポリファーマシーチーム」という連携チームを発足しました。当時，国内ではあまり前例のない取り組みでもあったため，実際にどんな取り組みが効果的で実現可能かをチーム内で話し合い，入院患者にある一定の基準を用いたスクリーニングを行い，該当患者に病棟看護師や薬剤師が説明をしてご本人・ご家族の希望があれば情報収集を行い，最終的に専門外来として内科医が診察して投薬について見直す「ポリファーマシー外来」という取り組みがよいのではないかという結論になりました。

3. ポリファーマシー外来の実際

　ポリファーマシー外来の開設にあたって，院内で複数回勉強会を開催し，概念や活動内容の多職種への啓蒙活動を行いました。また，院内医局会で全医師に取り組みの案内をして理解を呼びかけたり，近隣医療機関や地域薬剤師会などで勉強会に呼んで頂き，概念の啓蒙や取り組みについての案内を行いました。さらに，患者・ご家族に対する説明・同意文書やパンフレットの作成を行いました。

　ポリファーマシー外来の実際のフローチャートが図1です。まず，当該病棟に入院した患者全例に対して，病棟看護師・病棟薬剤師が，①65歳以上，②1週間以上の入院見込み，③内服薬5種類以上のスクリーニング基準を確認します。スクリーニング基準に該当したら，患者およびご家族に，ポリファーマシー外来の説明用パンフレットを用いて概要を説明し，同意が得られた場合には，もともとのかかりつけ医に地域連携室職員が診療情報提供書の送付を依頼します。その後，「ポリファーマシー外来」の予約枠を取得し，病棟担当薬剤師が，受診までに詳細な既往歴や内服薬の内容を確認します。この際，単なる薬剤の内容だけでなく，治療に対する考え方（必ず飲みたい薬はあるか，何を重視しているかなど）や効果の実感，副作用歴などを聞き出し，医師に対して処方解析・提案を行っています。

　実際の「ポリファーマシー外来」は，入院患者を内科外来にお呼びする，もしくは病室に担当医師が訪室するという形で行っています。総合診療医が患者やご家族と面談・診察を行いながら，薬剤エビデンスと患者・家族の薬への思いや希望を聞きながら薬剤の見直しを行っています。薬剤調整後は病棟看護師や病棟薬剤師，担当医師が多角的に体調変化を確認し，医師は適宜

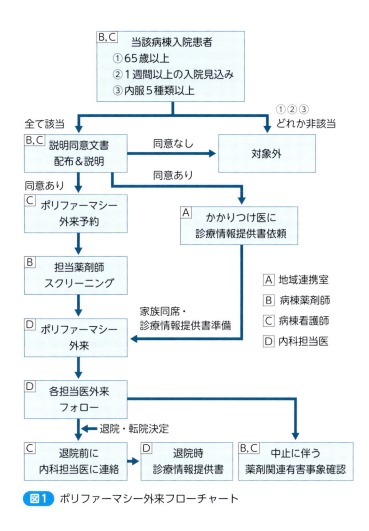

図1 ポリファーマシー外来フローチャート

フォローアップしながら段階的な薬剤調整を行います。複数回面談を重ねて調整していく方も多く、退院時には地域医療連携室を介して、処方元医療機関に診療情報提供および「ポリファーマシー外来」の取り組み概要を送付しています。

4. 結果と課題

　当初は整形外科病棟から試験的に開始し，その後は地域包括ケア病棟での介入を行っています。最近では，泌尿器科・耳鼻科・歯科口腔外科の混合病棟での導入を開始しました。実際に2015年の1年間に介入した患者は47名で平均年齢80.5歳，平均基礎疾患が6.7疾患で，いわゆるmultimorbidity（多疾患併存）でした。介入前の1人当たりの内服薬は平均9.0種類だったのに対して，介入後には平均5.0種類と，約4種類薬が減っていました。薬剤数全体だと，422薬剤を評価し237剤の薬剤を中止した形となり，中止率は実に56.2％と高い数字でした。ただ，全例やみくもに減らしたわけではなく，面談の結果介入しなかった患者も9名で全体の20％程いました。

　介入を通して，患者からは，「体調がよくなった」「薬の量が減ってほっとした」などの好意的なフィードバックも多く頂いています。また，院内他診療科の医師や近隣医療機関からは，「薬が増えすぎていてどうしたらよいかわからなかったので助かった」という声や「ポリファーマシーだからちょっと診てほしい」などの依頼も徐々に出てくるようになりました。

　一方，介入開始から1年を超えていくつかの課題も出てきています。1つめは同意取得・介入率の低さです。実際にスクリーニング陽性の患者は120名でしたが，そのうち同意が得られた方は61名と約半数で，さらに実際に介入に至ったのは47名と40％にとどまっています。「薬を減らして大丈夫か不安」「かかりつけの先生に怒られないか」などの患者・ご家族の不安や，概要を聞いた上で介入を希望しないというケースがあります。また，ご本人とは意思疎通がとれずご家族がなかなか来院されずに同意がとれなかったり，転院が早々に決まってしまったりして介入で

きない場合がありました。

　2つめは介入にあたっての負担です。実際の面接時間は，最低でも30分，中には1時間程度を要することも稀ではありません。複雑に絡まり合った薬剤1つひとつを丁寧に評価しながら，各薬剤のエビデンスと患者の思い，処方経緯や副作用，かかりつけ医からの情報を確認しながらひとつの結論を出していく作業には多くの手間と時間がかかります。ただ，最近では病棟薬剤師がかなり詳細に情報収集をしてくれることで業務の分担ができつつあります。

　3つめは，患者にとって重要なアウトカムが介入によって改善したかが未検証だということです。当院での介入は薬剤数減少効果に加えて，医療費抑制効果は証明されていますが，再入院率や転倒，死亡率などについては現時点では効果があるとは言えません。実は過去の研究でも，ポリファーマシーへの介入によって患者の真のアウトカムを改善したという結果は十分証明されておらず，2014年のコクランシステマティックレビュー[5]でも同様の結果でした。多職種チームの介入効果を引き続き検証していく必要があると思います。よかれと思った介入が効果がなかったり，逆に害をなしたりというのは長い医学の歴史の中で何度も繰り返されていることですから……。

5．実施に当たってのポイント

1) 患者・ご家族の思いをくみ取る

　開設にあたって注意したポイントがいくつかあります。1つめは，患者の薬剤への思いをいかに汲み取れるかということです。患者が自分の思いを医療者に伝えるのはなかなか難しいのが現状だと思います。本当は内服していなくてもそれを伝えられな

いまま薬が大量に残っている方は多いのではないでしょうか？

　効果があまり実感できなくても「先生に悪いから……」とそのまま内服を継続する方もいらっしゃいます。また，逆にそういったことが嫌で医療機関への通院を自己中断されてしまう方もいます。この介入の中では，こういった患者やご家族の薬への考えや思いをできる限り処方内容に反映したいと考えています。そして，医師だけでなく看護師や薬剤師が関わることで，さらに多角的に患者やご家族の思いをお聞きすることができるのは多職種連携ならではかと思います。もちろん，薬剤の効果や副作用についての基本的なエビデンスはきちんとお伝えした上で，その情報をふまえて考えることは言うまでもありません。エビデンスと患者中心のコミュニケーションを基盤に方針を決定していくSDM（shared decision making）[6]を実践していくことも，この介入の肝だと思っています。

2) 周辺医療機関との関係性への配慮

　2つめは，周辺医療機関との関係性への配慮です。ポリファーマシーへの介入は，基本的には"他医療機関からの処方への介入"です。総合病院といえども院内からの処方薬よりは院外の他医療機関からの処方が多いのが現状です。他医療機関からの処方に手を出すのは元来タブー視されていました。ここに手をつけるというのは，正直なところ「火中の栗を拾う」気がしていました。でも，波風立てずに何も行動を起こさないことで，患者にデメリットが生じることをそのままにすることができませんでした。1800年代後半に英国の首相を務めたBenjamin Disraeli氏の言葉に「行動は必ずしも幸福をもたらさないかもしれないが，行動のないところに幸福は生まれない」という言葉があります。もちろん，多くの配慮が必要になりますが，1人ひとりが行動し

ていくことが患者の幸福をめざすことに繋がるのではないかと考えています。このために，地域連携室の事務職員の協力が重要でした。普段から病院の顔として窓口になってくれている地域連携室職員が，かかりつけ医の先生方の特性を把握しながら，柔軟な対応をしてくれていることは円滑に介入が進む一因だと思います。当院でもまだまだ課題は多く，いまだ地域での理解が十分とは言えないと思っています。でも，1人ひとりの患者を通した連携により，地道に概念の啓蒙や活動内容のご案内を続けていきたいと思います。

3) 病院としての取り組みという位置づけ

3つめは，病院幹部が理解を示し，病院としての取り組みに位置づけてくれたことです。当院では，近隣の医療機関への案内文に院長や地域連携室室長が連名で名前を載せて頂いたり，院内にポリファーマシーチームを医療安全管理委員会の下部組織として設置して頂いたり，市民公開講座などで啓蒙活動を行ったりと，病院として様々なバックアップをして頂きました。個人的な取り組みではなく病院としての取り組みになったことで，ひとつの姿勢を打ち出せたのではないかと考えています。多職種連携や地域連携を考える上では，取り組みをよりオフィシャルな形にできるような体制づくりも重要です。

6. おわりに

ポリファーマシー外来は，入院という切り口で行う多職種介入です。総合的な薬剤評価ができるという意味では，総合診療医または薬剤師が重要な役割を果たすと考えています。また，患者の思いを聞くこと，周囲の医療機関との適切な連携を取っ

ていくために多職種での取り組みが必要だと考えています。決して薬を減らすことだけが重要なのではなく，多くの関係者が適切な処方についてともに考え，より安全で効果的な処方をめざしていく姿勢が重要です．各地でその地域の特性を生かした取り組みが草の根で広がっていくことを期待しています．

参考文献

1) Hanlon JT, et al:J Clin Epidemiol. 1992;45(10):1045-51.
2) Crotty M, et al:Age Ageing. 2004;33(6):612-7.
3) Spinewine A, et al:J Am Geriatr Soc. 2007;55(5):658-65.
4) Hayashi Y, et al:Geriatr Gerontol Int. 2016. [Epub ahead of print]
5) Patterson SM, et al:Cochrane Database Syst Rev. 2014;(10):CD008165.
6) Hoffmann TC, et al:JAMA. 2014;312(13):1295-6.

索 引

記 号

α_1遮断薬 *153*
α遮断薬 *151*
β_3受容体作動薬 *92, 93*
β遮断薬 *151, 153, 154*
ω-3系脂肪酸 *56, 60*

欧 文

A
ACE阻害薬 *151, 153, 154*
ADL *20, 197, 252*
Advance Care Planning(ACP) *254, 255*
adverse drug event *18*
adverse drug reaction *18*
Alpha-Tocopherol Beta-Carotene Cancer Prevention(ATBC)研究 *82*
amyotrophic lateral sclerosis(ALS) *277, 278*
angiotensin Ⅱ receptor blocker(ARB) *151, 153, 154*
appropriate polypharmacy *10*

B
Beers Criteria *26, 147, 252*
benzodiazepine(BZD) *103*
―― 系薬 *104, 105, 106, 107*
BPRS *117*

C
Ca拮抗薬 *151, 153, 154*
CDI *146*
CKD *154, 157*
Crohn病 *128*
cyclooxygenase(COX) *123*

D
D_2受容体遮断作用 *114*
deprescribing *10*
Do処方 *266*

Drug Interactions *175*
drug-related harm *18*

E
Epocrates *175*

F
first generation antipsychotics(FGA) *113*

G
GABA作動性神経 *103*

H
H_2拮抗薬 *141*
harmo *290*
hyperpolypharmacy *10*

I
IADL *20*

J
JSH2014ガイドライン *156*

K
key drug *167, 177, 196*

L
Lewy小体型認知症 *133, 134, 135*
Linus Pauling *80*

M
MCI *136*
Medication Appropriateness Index (MAI) *28, 164, 175, 293*
medication error *18*
MEGA study *57*
MMSE *135*
MUSASHI-AMI study *57*

N
NMDA受容体拮抗薬 *132*
NOT RISKY *218*
NSAIDs *21, 123, 125*
number needed to treat(NNT) *25, 33*

索引

303

O

oligopharmacy *10*
OTC医薬品 *290*

P

Pauling *80*
PCMレビュー *200*
PIMs *26*
Pneumocystis jirovecii pneumonia（PCP）*217*
　──予防 *218*
polyethylene glycol（PEG）*71*
Polypharmacy Guidance *25*
potentially inappropriate medications *26*
prescribing cascade *163*
PROBE法 *57, 58*
problematic polypharmacy *10*
proton pump inhibitor（PPI）*141, 143, 229*
　──高用量投与 *147*

Q

QOL *204, 222*

R

rebound gastric acid hypersecretion *147*

S

SCAP法 *120*
SDM *300*
second generation antipsychotics（SGA）*113, 115*
　──の不適切使用 *117*
serotonin-dopamine antagonist（SDA）*114*
shared decision making *300*
Step-down治療 *144*
Step-up治療 *144*

STOPP Crriteria *147*
STOPP/START Criterira *26, 128*
ST合剤 *215, 223*
SU剤 *218*

T

teach-back法 *50*

Z

Z-drug *104*

和文

あ

アウトカム *299*
アクションプラン *45, 46*
アジルサルタン *188*
アスピリン *231*
アセチルコリン *132*
アセチルコリンエステラーゼ *133*
アセトアミノフェン *125, 129*
アデノシン三リン酸二ナトリウム水和物 *227*
アトルバスタチン *58*
アトルバスタチンカルシウム水和物 *228*
アドヒアランス *7, 11, 33, 35, 175, 180*
アミトリプチリン *252*
アムロジピンベシル酸塩 *188*
アリピプラゾール *114*
アルツハイマー型認知症 *132, 133, 135*
アルプラゾラム *105*
アレンドロン酸ナトリウム水和物 *230*
アンギオテンシンⅡ受容体拮抗薬 *151*
アンギオテンシン変換酵素阻害薬 *151*
亜硝酸薬 *21*
足痙攣 *230*

い

イミダフェナシン *93, 95, 99*

インスリン　*21*
インフォームド・シェアード・ディシジョン・
　　メイキング　*44, 45, 51*
胃潰瘍　*142, 143*
胃酸　*142*
胃酸分泌過多　*148*
胃・十二指腸潰瘍　*127*
胃食道逆流症　*143, 144, 148, 238*
胃腸障害　*137*
胃瘻　*279*
意思確認　*247*
意思決定　*17*
　　――サポート　*50*
　　――を共有　*45*
維持療法　*144*
易怒性　*212*
医療機関同士での情報共有　*208*
一次予防　*57*
一包化　*220*
陰イオン交換樹脂　*56*
院内調剤　*272*

う

運動療法　*190*

え

エスゾピクロン　*104*
エゼチミブ　*56, 59*
エナラプリルマレイン酸塩　*228*
エビデンス　*38, 233*
エフェドリン　*175*
エペリゾン塩酸塩　*177*
エルデカルシトール　*230*
嚥下機能　*211*

お

オーバードーズ　*34*
オープンな質問　*39*
オプショントーク　*47*

オランザピン　*116*
オリゴファーマシー　*11*
お薬手帳　*184, 191, 262, 269, 285, 288*
お薬の卒業式　*65*
横紋筋融解症　*62*

か

カリジノゲナーゼ　*227*
カンデサルタンシレキセチル　*151, 223*
かかりつけ医　*169, 181, 249, 251*
かかりつけ薬剤師　*287*
過活動膀胱　*90, 92*
下腿浮腫　*127*
価値観　*45, 51, 198*
価値に基づく医療　*51*
　　――の10原則　*52*
介護施設の医療　*27*
介護者の負担軽減　*284*
介護ストレス　*280, 283*
介護保険　*202*
潰瘍性大腸炎　*128*
咳嗽　*180*
害と利益　*49*
活性型ビタミンD_3製剤　*73*
簡易懸濁　*280*
肝疾患　*21*
間質性肺炎　*222*
患者教育　*228*
患者中心性　*35*
患者中心のポリファーマシー対策　*36*
漢方薬　*175*
緩和化学療法　*204*
緩和ケア　*7, 9*
緩和治療　*201*

き

機能的障害　*37*
機能補充　*32*

気分安定薬　195, 199
起立性低血圧　21
偽アルドステロン症　74
疑義照会　18, 25
逆流性食道炎　178, 180, 229
休肝日　190
急性期病院　254
急性腎障害　62
虚血性腎障害　127
虚血性大腸炎　73
虚弱　38
　　──状態　234
居宅管理指導　265
狭心症　154, 156
筋萎縮性側索硬化症　277
筋骨格系疼痛　125
筋弛緩作用　103

く

クアゼパム　104
クエチアピンフマル酸塩　116
クロザピン　114
クロルジアゼポキシド　104
クロルプロマジン　114
薬の飲み残し　15

け

ケアのゴール　208
解熱鎮痛薬　123
経管投与　279, 284
経皮吸収型製剤　137
継続(定期)処方　264
継続必要性　265
軽度認知機能障害　136
傾眠　209
血圧　244
血管拡張薬　21
血糖降下薬　21

決定トーク　47
健康食品　77
原因薬剤　178
減塩　190
減処方　12, 266
減量　233
厳格降圧群　155

こ

コハク酸ソリフェナシン　93
コリンアセチルトランスフェラーゼ　132, 133
コリンエステラーゼ阻害薬　132, 133, 134
コリン賦活作用　137
コレスチラミン　61
コンテクスト　37
誤嚥性肺炎　118, 154
降圧効果　155
降圧薬　151
口渇　94
口腔内崩壊錠　284
高カリウム血症　217, 218
高血圧　127, 128, 151
高血糖　119
高マグネシウム血症　73
高用量　33
　　──ビタミンC療法　81
高リスク　8, 34, 42
高齢者　20
高齢者の安全な薬物療法ガイドライン
　　2015　27, 119, 170
高齢者の薬を中止するためのガイド　43
抗癌剤　196, 201
抗凝固薬　21
抗凝固療法　128
抗痙攣作用　103
抗血小板薬　211, 238

抗コリン作用　*175*
抗コリン性リバウンド　*120*
抗コリン薬　*97*
抗認知症薬　*139*
抗ヒスタミン薬　*6*
抗不安作用　*103*
向精神薬　*211*
行動変容　*193*
合意形成　*46*
骨折　*97, 146, 157, 237*
　　──リスク　*108*
骨粗鬆症　*154, 237*

さ

サイアザイド系利尿薬　*151, 153, 154*
サイリウム　*70, 72*
サプリメント　*77*
左室肥大　*154*
再燃　*181*
　　──リスク　*120*
再発　*43*
　　──抑制　*117*
催眠鎮静作用　*103*
剤形　*35*
在宅医療　*27, 259*
在宅訪問　*258*
酸化マグネシウム　*70*
残薬　*15, 17, 186, 213, 262*

し

シクロオキシゲナーゼ　*123*
シンバスタチン　*60*
ジオクチルソジウムスルホサクシネート・カ
　　サンスラノール　*70*
ジクロフェナクナトリウム　*126, 130*
ジゴキシン　*21*
市中肺炎　*108*
自己解釈　*261*

持参薬　*225*
失神　*137, 138*
社会的サポート　*220*
社会歴　*38*
芍薬甘草湯　*230*
主治医変更　*184*
主病態　*32*
寿命　*38*
終末期ケア　*7, 9*
十二指腸潰瘍　*126, 143*
初回訪問　*260*
処方
　　──意図　*163, 184*
　　──エラー　*18*
　　──カスケード　*11, 12, 13, 34, 163, 168*
　　──整理　*168*
　　──提案　*288*
　　──適正化スクリーニングツール　*27*
　　──変更　*40*
　　──レビュー　*185*
徐脈　*137*
消化性潰瘍　*143, 144, 238*
症状悪化　*32*
情報共有　*212*
情報提供　*46, 191*
食事バランス　*88*
食習慣　*87*
食事療法　*190*
食道炎　*126*
食物繊維　*75*
褥瘡　*201*
新規糖尿病発症　*62*
新薬　*30*
心筋梗塞後　*154*
心血管イベント　*127*
心血管系薬　*21*

索引

307

心血管疾患　118
心伝導ブロック　138
心不全　21, 154
心理的障害　21
診断名　31
診療情報提供　240
　　──　書　169
慎重投与　197
腎機能障害　127, 210
腎疾患　21, 157

す

スクリーニング基準　296
スタチン　55
ステロイド　215, 217
スボレキサント　105, 106
スルピリド　252
錐体外路症状　113, 118
睡眠導入薬　211
睡眠薬・抗不安薬依存　108

せ

セロトニン5-HT$_{2A}$受容体遮断作用　114
セロトニン・ドパミンアンタゴニスト　114
センノシド　70, 72
せん妄　21
生活環境　260
生活指導　181
生活習慣関連疾患　189
生活背景　245
生命予後　37, 42, 177, 187
精神作動薬　21
脆弱性　37
咳　176
潜在的薬物有害事象　19
選択的COX-2阻害薬　124
選択トーク　47
専門医受診希望　213

漸減　42, 139
　　──　中止　110
　　──　療法　148
全生存期間　197
前立腺肥大症　90

そ

ソルビトール　70, 71
ゾピクロン　104
ゾルピデム酒石酸塩　104
双極性障害　116
早期流産　74
相互作用　8, 11
相互参加　45

た

多剤大量療法　121
多疾患併存　10
多職種チーム　121, 293
多職種連携　213, 293
多併存疾患　226
足し算処方　161
退院時の紹介状　179
退院報告書　255
体重減少　138
体重増加　119
対症療法　74, 163, 171
第1世代抗精神病薬　113
第2世代抗精神病薬　113
大腿骨骨幹部骨折リスク　231
大腿骨転子下骨折　231
大腸(偽)メラノーシス　73
脱水症状　223

ち

チューブ閉塞　282
地域医療連携室　297
地域連携室　301
致死性不整脈　156

治療期間の設定　29
治療効果判定　164
治療による害　11
治療目的　10, 32
治療目標　33, 185, 210
長期処方　13
長期的アウトカム　140
長期的な評価　176
長時間型ベンゾジアゼピン系薬剤　211
鎮咳薬　176
鎮静薬　21
鎮痛薬　123

て
出口戦略　111
低マグネシウム血症　147
適応外使用　115, 119
適用期間　32
転倒　20, 21, 97, 100, 157
転倒事故と降圧薬使用との関連　158
電子お薬手帳　288, 290
電子カルテの統一　213

と
トピロキソスタット　188
トリクロルメチアジド　198
ドネペジル塩酸塩　134
ドパミン仮説　113
ドパミン神経　113
閉じた質問　39
統合失調症　115
糖尿病　154, 157
投与経路　281
同意取得・介入率の低さ　298
頓服　190
頓用処方　129

な
ナイアシン　60
ナラティブ　275
内服管理　35
内服スケジュール　35
難治性胃食道逆流症　148
難病　282

に
ニコチン酸誘導体　56
ニューモシスチス肺炎　217
二次予防　57
日常生活の見直し　189
日本人の食事摂取基準(2015年版)　80
入院　20, 174, 232, 256
乳幼児　289
尿酸降下薬　253
尿路感染症　174
認知機能障害　21, 133
認知機能低下　95
認知症　117, 132
忍容性　138

の
ノンアドヒアランス　21, 33, 35
飲み忘れ　16, 192
脳血管疾患　118
脳血管障害慢性期　154

は
ハイパーポリファーマシー　11
バルビタール　103
バルビツール酸系睡眠薬　104
パーシャルアゴニスト　114
パートナーシップ　45
パロキセチン　252
パンテチン／酸化マグネシウム　72
肺炎　97, 118, 145
　──リスク　136
敗血症　174
排尿障害　90

倍量処方 *198*
反跳性不眠 *107, 196*

ひ

ビオフェルミン *187*
ビサコジル *70, 71*
ビスホスホネート製剤 *230, 238*
ビタミンサプリメント *84*
ビタミンB_{12}欠乏症 *146*
ピコスルファートナトリウム水和物 *70*
引き継ぎ処方 *273*
被疑薬 *164*
非言語的メッセージ *17*
非ステロイド性抗炎症薬 *123*
非選択的COX阻害薬 *124*
非定型抗精神病薬 *113, 114*
非特異的症状 *163*
非びらん性胃食道逆流症 *143*
非薬物療法 *139, 148*
費用対効果 *34, 185, 192*
標準降圧群 *155*
病院としての取り組み *301*
病歴 *38*
頻尿症状 *91*
頻脈 *154*

ふ

フィブラート *209*
　── 系薬剤 *55, 59*
フェソテロジンフマル酸塩 *93*
フレイル *234*
プラバスタチン *58*
プルーン *75*
プロスタグランジン *123*
プロトンポンプ阻害薬 *3, 141*
プロバイオティクス *70, 72*
プロブレムリスト *294*
不安の訴え *253*
不穏 *196*
不確実性 *48*
不適切処方 *7, 8*
不適切な(問題のある)ポリファーマシー *11*
不眠 *196*
不眠症 *137*
副反応 *44*
服薬アドヒアランス *66*
服薬情報 *272*
　── 管理 *288*
　── 提供書 *286*
服薬リスト *38, 235*
服薬歴 *208*
吻合部潰瘍 *143*

へ

ベネフィット *101*
ベンゾジアゼピン系薬 *103*
ペンタミジンイセチオン酸塩 *219*
へき地 *183*
平均余命 *65*
併存疾患 *21*
変形性関節症 *125, 128*
片頭痛性めまい *227*
便秘 *94*
便秘薬 *69*

ほ

ポリエチレングリコール *71*
ポリカルボフィルカルシウム *70, 72*
ポリファーマシー
　── 外来 *294, 295, 296*
　── の定義 *5*
　── の要因 *259*
補助薬 *110*
包括的な処方薬管理 *21*
訪問診療 *258*

訪問薬剤師の重要な業務 260

ま
麻黄 175
末期癌患者 194
慢性咳嗽 180
慢性腎臓病 157
漫然投与 121

み
ミオパチー 62
ミネラルサプリメント 84
ミラベグロン 93, 98, 100

む
ムスカリン受容体拮抗薬 90, 92, 93, 96
無顆粒球症 114
無増悪生存期間 197

め
メコバラミン 177
メタボリックシンドローム 154

も
モニタリング 254

や
やめ時 129
薬剤間相互作用 8
薬剤性浮腫 164, 169
薬剤総合評価調整加算 1, 2, 285
薬剤総合評価調整管理料 1, 2, 285
薬剤内服リスト 37
薬剤費 11
薬剤有害反応 185
薬物間相互作用 7, 34
薬物治療 166, 185
薬物有害事象 11, 18
薬物有害反応 18, 34, 42, 211
薬物乱用 21
薬歴 14

ゆ
有害事象 18

よ
予防投与 32
腰痛 243
用量蓄積 34

ら
ライフスタイル 45, 51
ラクツロース 70, 71
ラメルテオン 105, 106
ランソプラゾール 229

り
リスク閾値 42
リスク評価 64
リスペリドン 114, 116
リバウンド 120
リハビリ 203
離脱症状 109, 139
利尿薬 153, 244
臨床的禁忌 7, 9
臨床的優先順位 38

る
ループ系利尿薬 153
ルビプロストン 70

れ
レバミピド 231
レベチラセタム 198
レボチロキシンナトリウム水和物 39
連携管理加算 2, 285

ろ
ロキソプロフェンナトリウム水和物 231
ロスバスタチン 58

わ
枠組み効果 49

患者さん中心でいこう、ポリファーマシー対策
―意志決定の共有と価値観に基づく医療の実践―

定価(本体3,700円+税)

2017年4月26日　第1版発行

■編　者　　宮田靖志, 矢吹　拓
■発行者　　梅澤俊彦
■発行所　　日本医事新報社
　　　　　　〒101-8718 東京都千代田区神田駿河台2-9
　　　　　　電話　03-3292-1555（販売）・1557（編集）
　　　　　　ホームページ：www.jmedj.co.jp
　　　　　　振替口座　00100-3-25171
■印　刷　　ラン印刷社
■カバーデザイン　大矢高子

©宮田靖志, 矢吹　拓　2017 Printed in Japan
ISBN978-4-7849-4600-6　C3047　¥3700E

・本書の複製権・翻訳権・上映権・譲渡権・公衆送信権（送信可能化権を含む）は(株)日本医事新報社が保有します。

JCOPY　<(社)出版者著作権管理機構　委託出版物>
本書の無断複写は著作権法上での例外を除き禁じられています。複写される場合は、そのつど事前に、(社)出版者著作権管理機構（電話 03-3513-6969, FAX 03-3513-6979, e-mail:info@jcopy.or.jp）の許諾を得てください。